RECHERCHES EXPÉRIMENTALES

RELATIVES

A LA CONTRACTILITÉ DE LA RATE,

A L'ACTION DU SULFATE DE QUININE

ET DE QUELQUES AUTRES SUBSTANCES SUR CET ORGANE

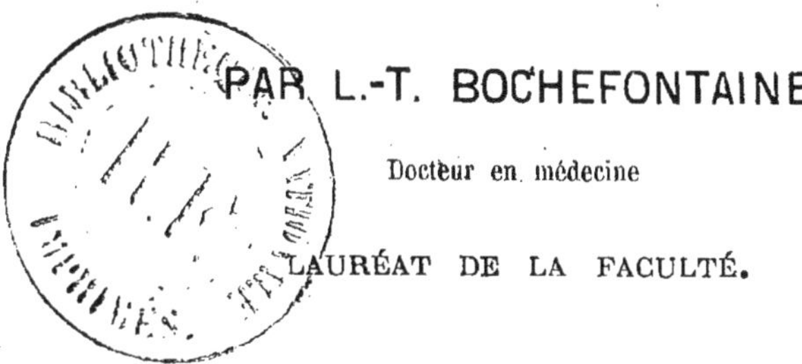

PAR L.-T. BOCHEFONTAINE

Docteur en médecine

LAURÉAT DE LA FACULTÉ.

Travail récompensé par la Faculté ; médaille d'argent 1873.

PARIS

ADRIEN DELAHAYE, LIBRAIRE-ÉDITEUR

Place de l'École de Médecine.

1873.

A M. VULPIAN

Professeur de Pathologie Expérimentale à la Faculté de Médecine de Paris,
Membre de l'Académie de Médecine,
Médecin des Hôpitaux.

Le meilleur de ce que je sais, je vous le dois. Croyez à ma sincère reconnaissance et à mes regrets de n'avoir pu profiter plus longtemps de vos bienveillantes leçons.

INTRODUCTION.

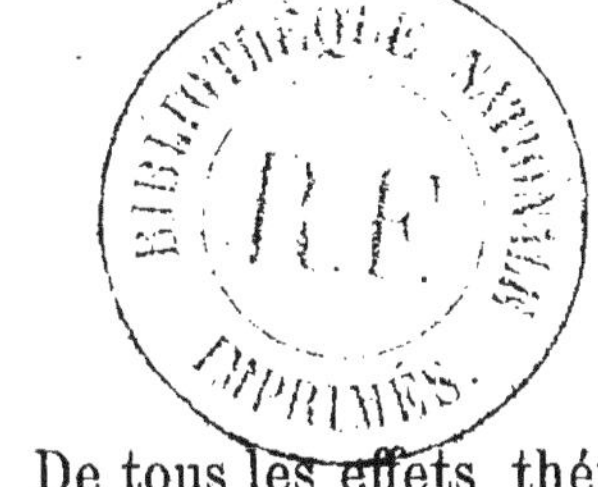

De tous les effets thérapeutiques connus, l'un des plus remarquables est assurément l'action de la quinine dans les fièvres intermittentes. Tous les auteurs sont d'accord sur ce point. Mais l'accord cesse quand il s'agit d'expliquer le mécanisme physiologique de cette action, de déterminer le système ou l'organe de l'économie atteint par la maladie paludéenne et sur lequel porte l'effet salutaire de ce médicament.

Les hypothèses émises sur le siége de la fièvre intermittente sont nombreuses; je citerai seulement les suivantes :

Pour Broussais, la fièvre intermittente est une *gastro-entérite*.

Giannini en fait une *névrosthénie*; Brachet, Rayer, Guérin de Masners pensent qu'elle est une *névrose cérébro-spinale;* Maillot l'attribue à une *irritation cérébro-spinale;* Worms à une affection du *système nerveux ganglionnaire.* Couzée en place le siége dans les *nerfs du centre épigastrique* (1). M. Cahen pense qu'elle est une *névrose vaso-*

(1) *Gazette médicale,* 1828, p. 149.

motrice (1). Selon M. Piorry (2), le miasme marécageux, après avoir déterminé la *toxémie paludéenne*, agit sur la rate (splénopathie), dont il détermine l'*engorgement hypertrophique*. Cette opinion est celle exposée antérieurement par Audouard (3). Mais M. Piorry s'en éloigne en poussant plus loin son analyse : pour lui, l'engorgement hypertrophique de la rate ou *splénomacrosie*, *hypersplénotrophie*, produit à son tour dans cet organe une *névropathie périodique*, laquelle caractérise la fièvre intermittente paludéenne. M. Piorry rattache donc en dernier lieu la fièvre intermittente à une affection des *branches nerveuses* contenues dans la rate elle-même. Ce n'est pas là, comme on va le voir, le côté le plus intéressant de sa théorie.

Quelques années avant cet exposé doctrinal sur lequel il appelait la discussion de l'Académie de Médecine, en 1843, M. Piorry, dans un mémoire lu en séance de l'Académie, avait déjà conclu « que le sulfate de quinine donné à la dose de 1 à 3 grammes remédie en quelques heures ou en quelques minutes à l'hypertrophie de la rate et à la fièvre; que les sels solubles de quinine ont encore une action bien autrement rapide ; que dès la 40e seconde de leur administration par l'estomac, par le rectum..., la diminution commence et devient très-considérable de la deuxième à la cinquième minute. »

M. Gouraud s'éleva contre ces conclusions (4). Cet auteur, après avoir constaté, comme M. Piorry, et dans les mêmes conditions d'observation clinique, une diminution dans l'étendue de la matité au niveau de la rate, pensa devoir

(1) Cahen, *Arch. de Méd.*, 1863, *cité par* M. Vulpian, *Cours de Pathologie expérimentale*, 1873.

(2) *Académie de Médecine*, 12 *janvier* 1847.

(3) Audouard. *Des congestions sanguines de la rate.* In-8°, Paris, 1818. (Je n'ai pu me procurer ce mémoire).

(4) *Gazette médicale*, 1845, p. 140.

l'attribuer à une distension de l'estomac par les gaz qui s'y développent presque aussitôt après l'ingestion du médicament. L'estomac recouvre alors en partie la rate, et la sonorité au niveau de l'estomac remplace la matité de la rate, dans toute la partie de cette organe que l'estomac recouvre.

M. Piorry maintint ses conclusions, en s'appuyant sur des observations nouvelles, dans une *Lettre en réponse à M. Gouraud* (1). Dans cette lettre, M. Piorry rapporte que, le 2 novembre 1846, ayant administré à un malade atteint d'*hypersplénotrophie* un gramme de sulfate de quinine, il vit la rate commencer à diminuer de volume au bout de *quarante secondes*. Au bout de deux minutes, la diminution était de deux centimètres. Sur un second malade atteint également d'hypersplénotrophie, mais auquel il avait administré un volume d'eau égal au volume de solution de sel de quinine qu'il avait fait prendre au premier malade, M. Piorry ne put constater la diminution de volume de la rate.

M. Piorry ayant souvent, depuis, obtenu le même résultat avec la quinine, tandis qu'il ne l'obtenait pas avec d'autres agents, affirme que ce médicament, introduit dans l'estomac, a la propriété d'agir presque aussitôt sur la rate, d'en provoquer la contraction, et de guérir ainsi l'hypersplénotrophie névropathique, qui, pour lui, caractérise la fièvre intermittente paludéenne.

Quand on lit la discussion remarquable qui s'ouvrit sur ce point, le 12 janvier 1847, devant l'Académie de médecine, et se renouvela à diverses reprises jusqu'en 1850, si l'on est frappé de l'éloquence des orateurs qui y prirent la part la plus active, on ne peut s'empêcher de remarquer l'oubli dans lequel ils ont tenu la physiologie expérimen-

(1) *Journal des Connaissances médico-chirurgicales*. 1846, T. I, p. 1.

tale. A part quatre expériences de M. Pagès, rapportées par M. Piorry à l'appui de ses assertions; à part une indication de M. Rochoux mentionnant quelques expériences contradictoires faites par Magendie, on ne trouve rien qui puisse éclairer nettement la question soumise aux débats quelquefois passionnés de la docte assemblée. Les expériences de M. Pagès, interne de M. Piorry, ne furent l'objet d'aucune critique, et leurs conclusions n'ont pas été attaquées. Les résultats expérimentaux contradictoires obtenus par Magendie n'ont pas été critiqués davantage. Les conclusions de M. Pagès furent même acceptées par M. Briquet, qui cependant est loin d'admettre la théorie de M. Piorry. On trouve en effet, dans M. Briquet (1), ce passage remarquable :

« Depuis plus de six ans, je n'ai négligé aucune occasion de constater par moi-même la valeur de ces assertions opposées (celles de M. Piorry). Mais, pour obtenir des résultats non douteux et dont la réalité ne pût point être ni contestée, ni interprétée, je me suis restreint aux cas dans lesquels la rate, débordant les fausses côtes gauches, pouvait être facilement mesurée par le toucher, cas dans lesquels il ne pouvait plus y avoir d'équivoque. J'ai donc traité tous les fiévreux qui portaient ces sortes de rates en leur faisant prendre en une fois, à l'heure de la visite, une solution d'un gramme de quinine, dans une suffisante quantité d'alcool. Or, dans aucun des cas, quelque persistance que j'y aie mise, je n'ai été assez heureux pour constater la plus légère modification dans le volume de la rate, soigneusement examinée pendant huit à dix minutes après l'ingestion de l'alcoolat de quinine. »

Puis, deux pages plus loin (p. 207), l'auteur, convaincu

(1) Briquet, *Traité thérapeutique du quinquina et de ses préparations*, p. 205.

par les expériences de M. Pagès, admet « que les sels de quinine jouissent d'une action directe sur la rate tuméfiée. »

M. Gubler (1) traitant de l'action de la quinine, écrit ces lignes : « Lorsque cette action est poussée loin, il en « résulte une anémie viscérale manifestée du côté de la « rate par une remarquable et rapide diminution de « volume, etc. »

M. Sappey admet également l'action de la quinine sur la rate : « Les effets de la strychnine sont très-évidents. Ceux du sulfate de quinine sont moins prononcés; ils ont été très-bien étudiés et démontrés par le professeur Piorry (2). »

On vient de rappeler qu'Audouard, en 1818, indiqua la rate comme étant le siége de la fièvre intermittente d'origine palustre. Audouard avait observé la coïncidence de la congestion hypertrophique de la rate et des fièvres, et il en concluait que le sang vicié par les miasmes des marais a sur la rate une action élective, qui se traduit par la congestion de cet organe.

On a bien souvent, depuis, constaté que l'augmentation du volume de la rate dans la fièvre des marais est un fait à peu près constant, et que cette augmentation atteint quelquefois des proportions considérables. Cependant, je ne résiste pas au désir de citer en quelques mots deux cas de splénomacrosie, remarquables par ce fait qu'ils ont été traités avec succès par l'iodure de potassium, et non par la quinine.

Dans l'un de ces cas, il s'agit d'une fille X..., robuste, entrée à l'hôpital Cochin, dans le service du Dr Chapotin

(1) Gubler, *Commentaires thérapeutiques du Codex*, Paris, 1868, p. 587.

(2) Sappey, *Traité d'anatomie descriptive*, deuxième édition; *Splanchnologie*, p. 356.

de Saint-Laurent, pour une tumeur indolente et volumineuse de l'abdomen. Cette fille, originaire d'un pays marécageux, avait eu les fièvres à plusieurs reprises. A la suite de ces fièvres, dont elle ne ressentait plus de symptômes, elle avait vu peu à peu son ventre augmenter de volume, jusqu'à devenir plus gros que celui d'une femme enceinte et à terme.

La tumeur, dure à la palpation, occupait toute la cavité abdominale du côté gauche, et débordait la ligne médiane à droite. A la percussion, elle remontait au-dessous des dernières côtes, au niveau du creux épigastrique et descendait en arrière de la symphyse des pubis. Elle ne faisait pas corps avec l'utérus, et était constituée par la rate comme le constata M. Bouchaud, interne du service, dès le premier examen par le toucher vaginal.

Au bout de quatre mois de traitement par l'iodure de potassium, la rate était seulement d'un tiers plus volumineuse qu'elle ne l'est d'ordinaire.

Le second cas analogue au précédent a été observé par M. le docteur Liouville, chef de clinique à l'Hôtel-Dieu (1). Citons encore un cas du docteur Hutchinson qui a vu la rate grossir au point de remplir la moitié de la cavité abdominale, après quelques paroxysmes de fièvre intermittente (2).

Depuis quelques années, plusieurs investigateurs ont essayé de déterminer la nature du miasme palustre. MM. Hammon, Massy, Bolestra (3), se fondant sur des faits encore trop peu nombreux, ont émis cette idée que le principe miasmatique réside dans les spores d'algues et de cryptogames introduits dans l'organisme par les voies

(1) *Communication orale.*
(2) *Cincinnati Lancet and Observer*, septembre 1860.
(3) Letona, *Thèse de Paris*, 1872.

respiratoires. Mais cette opinion a pris une importance réelle dans le monde médical depuis les travaux remarquables de M. Salisbury (1), travaux qui ont conduit cet auteur à rapporter l'impaludisme à la présence dans l'économie de spores de palmellées.

Enfin, une hypothèse qui date aussi de quelques années seulement est celle émise par M. Binz (2). Pour cet auteur, l'élément fébrigène serait constitué, dans le sang des fébricitants, par les vibrioniens. Circonstance bien curieuse : l'auteur a été conduit à cette théorie par les résultats d'une suite d'expériences dans lesquelles il pense avoir tué, avec le chlorydrate de quinine, à doses qu'on peut appeler infinitésimales, les infusoires et les vibrioniens des macérations végétales. Il a conclu de ces résultats que les vibrioniens pourraient bien exister dans le sang des fébricitants et être la cause des accès de fièvre; partant que l'action de la quinine constatée par lui sur les vibrioniens des macérations végétales était la même sur les vibrioniens du sang, et que cet alcaloïde guérit ainsi les fièvres intermittentes. M. Binz ne répugne pas non plus à admettre que la fièvre paludéenne peut être causée par les palmellées, suivant la théorie de Salisbury, et que la quinine peut agir dans le sang, sur ces palmellées, comme elle agit, d'après lui, sur les vibrioniens, et causer également, dans ce cas, la guérison de la fièvre intermittente.

On vient de mentionner deux opinions relatives au mécanisme de l'action thérapeutique du sulfate de quinine, et au système de l'économie sur lequel ce médicament agit; elles ne sont pas les seules. Les hypothèses sur ce point sont aussi nombreuses que celles qui ont été émises sur le siége

(1) *Archives d'hygiène publique*, T. XXIX, janvier 1868, p. 147. Paris.

(2) *Recherches exp. sur le mode d'action de la quinine. Archives de physiologie*, 1868. *Analyse de* M. Ball.

de la maladie maremmatique. En voici quelques-unes : action sur l'encéphale, sur le centre encéphalo-rachidien, sur la moëlle épinière, sur le grand sympathique, sur les vasomoteurs, sur le sang, sur le cœur, etc.

Je m'étais, d'abord, proposé d'étudier expérimentalement, dans ce travail, deux des hypothèses concernant l'action thérapeutique de la quinine ; et, pour cela, je voulais examiner successivement :

1° Son action sur les vibrioniens;

2° Son action sur la rate.

Les recherches sur les vibrioniens qui présentent, par elles-mêmes, un si vif intérêt, sont aujourd'hui plus intéressantes encore, en ce sens que les discussions à l'Académie de médecine ont récemment appelé sur ces organismes inférieurs l'attention du monde médical. Les expériences sur ce point ont été publiées (du moins en partie) dans les Archives de physiologie normale et pathologique (1).

Il sera donc question seulement ici de l'action de la quinine sur la rate, et je me propose de rechercher surtout si la quinine, introduite dans l'estomac, détermine au bout de quelques secondes, de quelques minutes, la contraction énergique de la rate.

Mais avant de faire cette étude, il m'a paru utile de revoir, par moi-même, ce qui a été dit relativement à l'action des divers excitants sur la rate, afin de pouvoir mieux apprécier les effets de la quinine sur le volume de la rate, si toutefois ces effets devaient se produire dans mes expériences. (Chapitre II).

Je dois à M. Vulpian l'idée de ces recherches entreprises dans son laboratoire de Pathologie expérimentale et comparée, où ses conseils m'ont été d'un si utile secours. C'est un devoir pour moi de lui en témoigner ma reconnaissance, et je suis heureux de le remplir.

(1) *Cinquième année, juillet,* n. 4.

Je dois aussi des remerciements à M. le docteur Carville, préparateur de M. Vulpian, pour la bienveillance avec laquelle il a mis à ma disposition son habilité expérimentale, à MM. Troisier et Chouppe, et particulièrement à mon ami M. Gardin, pour l'empressement qu'ils ont mis à me venir en aide dans de longues et laborieuses expériences.

Avant d'aborder ce sujet, je crois utile de donner rapidement quelques notions très-sommaires sur l'anatomie et la physiologie de la rate.

I

NOTIONS SOMMAIRES SUR L'ANATOMIE ET LA PHYSIOLOGIE DE LA RATE.

Anatomie.

La rate existe chez les mammifères, les oiseaux, les batraciens, les reptiles et chez certains poisons.

Chez les mammifères supérieurs, elle est située profondément dans l'hypocondre gauche, à gauche de l'estomac, entre le diaphragme et le rein en avant de la capsule surrénale. Elle est fixée par divers replis péritonéaux dans la cavité abdominale.

Ordinairement unique, elle est quelquefois multiple. On trouve, assez souvent, surtout chez les chiens et les lapins, de petites *rates supplémentaires*, situées sur le péritoine, dans le voisinage de la rate principale.

Le volume, le poids, la forme, la couleur de la rate sont variables dans les différentes espèces animales, dans une même espèce, ou chez le même individu. Chez la grenouille, la rate, accolée au mésentère, est globuleuse ou ovalaire, et sa grosseur varie entre le volume d'une tête d'épingle et celui d'un grain de millet. Cette petitesse de volume empêche d'employer les grenouilles pour les expériences sur la rate.

Chez le cobaye, elle est carrée irrégulièrement, à angles arrondis et plate, large de 30 millièmes. Chez le lapin, elle est rectangulaire, large de 35 millimètres, longue de 15. Chez le bœuf, elle est également à peu près rectangulaire, aplatie, plus épaisse à son extrémité interne qu'à son extrémité externe.

La dimension moyenne des rates de bœuf que j'ai

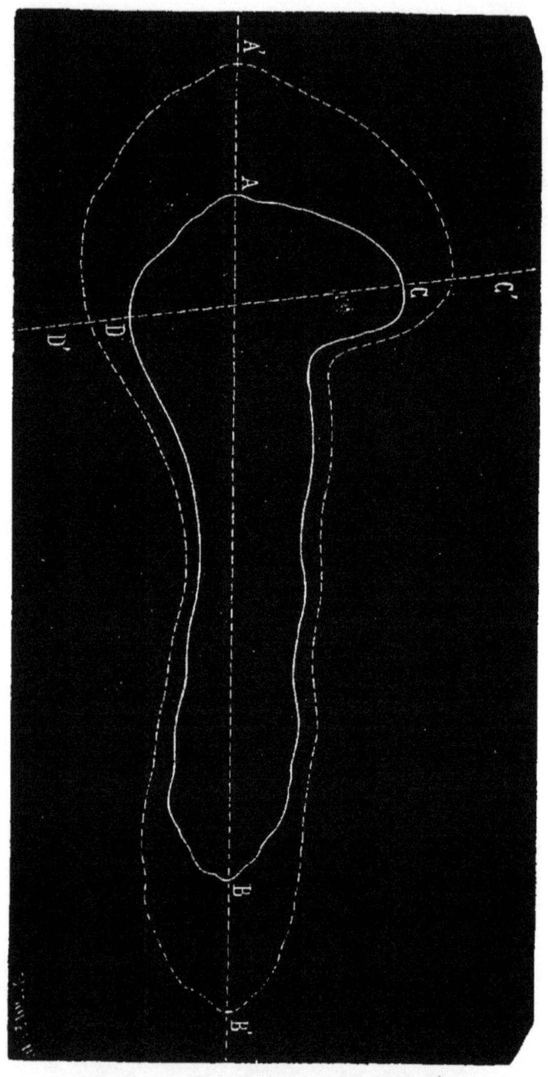

RATE DE CHIEN RÉDUITE DE MOITIÉ :

Rate normale *A' B'* = 225 millimètres.
— — *C' D'* = 90 millimètres.
Rate retractée *A B* = 163 millimètres.
— — *C D* = 65 millimètres.

pu mesurer est de 45 centimètres pour la largeur, 13 pour la longueur, 3 pour l'épaisseur. Chez le chien et le chat, la forme de la rate rappelle celle du pancréas chez l'homme, c'est-à-dire que cet organe est renflé à une de ses extrémités, l'extrémité interne *A*. (Voir la planche.) Cette disposition permet de lui considérer deux parties, une allongée transversalement et externe, *la queue*, *B* ; l'autre renflée en massue, ou autrement, interne, *la tête*, *A*. —

Presque toutes les expériences qui vont être relatées dans ce travail ayant été faites sur des chiens, je donnerai, pour les rendre plus faciles à comprendre, quelques détails sur l'anatomie descriptive de la rate chez cet animal. C'est dans le même but que je reproduis, réduits de moitié, les contours d'une rate normale et rétractée après la mort. Le diamètre AB, qui mesure 161 millimètres, mesurait au début de l'expérience 220 millimètres.

Chez le chien, la rate présente une surface externe, convexe, correspondante à la paroi abdominale et une face interne concave transversalement, subdivisée en deux parties par une saillie transversale sur le sommet de laquelle on voit les vaisseaux et les nerfs pénétrer dans le parenchyme splénique. En réalité, la rate du chien présente trois faces et représente une sorte de prisme irrégulièrement aplati, surtout à ses extrémités. L'extrémité externe *B*, ou *queue* de la rate du chien, présente assez souvent ce caractère qu'elle est recourbée en crochet à sa partie terminale, quelquefois même un peu enroulée sur elle-même. Chez quelques-uns de ces animaux, l'enroulement disparaît ou diminue quand la rate se contracte, chez d'autres elle persiste et même s'accentue davantage. Cette disposition a été décrite par les auteurs qui ont observé les contractions de la rate, qu'ils appellent alors rate *recoquillée* ou *recroquevillée*. Rappelons en passant que, chez l'homme, les désignations de *tête* et de *queue* s'appliquent, la première à la partie supérieure, la seconde à la partie inférieure de la rate.

La rate est enveloppée par le péritoine, mais au-dessous de cette enveloppe il s'en trouve une autre dite *tunique propre* ou *fibreuse* de la rate. Cette tunique fibreuse sert de charpente à la rate. Elle envoie dans tous les sens, dans l'organe, des prolongements ou *trabécules* qui enveloppent les vaisseaux et les accompagnent. Ces trabécules cloisonnent la rate, la divisent en *aréoles* ou *cellules* incomplètes qui communiquent les unes avec les autres et constituent par leur ensemble la *capsule de Malpighi.*

Les cellules ou aréoles logent les *corpuscules de Malpighi*, petits globules blanchâtres, mous, fragiles, ayant $0^{mm},35$ de diamètre, appendus aux dernières ramifications de l'artère splénique.

Ces *corpuscules* ne remplissent pas toute la cavité des cellules. Le reste de la cavité est rempli par la pulpe splénique dont la couleur rouge donne à la rate sa coloration propre.

La pulpe splénique est formée : 1° par des noyaux de $0^{mm},003$ à $0^{mm},004$ de diamètre; 2° par des cellules à noyaux de $0^{mm},006$ à $0^{mm},009$ de diamètre; 3° par des cellules pâles, peu nombreuses, et qui ont de $0^{mm},012$ à $0^{mm},015$ de diamètre ; 4° par des globules rouges du sang ; 5° par des corpuscules de forme irrégulière de couleur rouge-brun, ordinairement rassemblés par groupes de cinq ou six.

Les éléments constitutifs de l'enveloppe propre de la rate et de ses prolongements trabéculaires sont des fibres du tissu conjonctif, des fibres élastiques et des fibres musculaires de la vie organique.

L'artère splénique, branche du tronc cœliaque, porte le sang du cœur à la rate ; elle est remarquable par l'épaisseur de ses parois et par son volume, relativement au volume de l'organe qu'elle alimente.

Assolant et, plus récemment, M. Sappey, ont démontré que chaque branche artérielle qui pénètre dans la rate se termine dans cet organe en formant un pinceau vasculaire indépendant, un département vasculaire sans communication avec les départements voisins, dont les ramuscules capillaires se distribuent dans la pulpe splénique et dans les corpuscules de Malpighi (1).

Au sujet de l'artère splénique, on lit dans M. Chauveau (2) :

« Nous remarquons que, dans les recherches entreprises « sur le rôle de la rate, on n'a point tenu compte des con- « nexions qui relient cet organe au grand épiploon chez la « plupart des animaux mammifères; connexions telles que « la rate n'est, à proprement parler, qu'un appendice vas- « culaire placé sur le trajet de cet épiploon. Or, les usages « de ce vaste repli péritonéal sont eux-mêmes fort mal dé- « terminés. Ne se rattacheraient-ils point à ceux qu'on pré- « sume être l'apanage de son organe appendiculaire? »

Ces connexions dont parle M. Chauveau ont souvent attiré mon attention dans le cours des expériences sur la rate du chien, dont une partie constitue ce travail.

Les divisions de l'artère splénique forment des arcades qui s'approchent de la rate, mais ne s'y distribuent pas. Ces arcades, connues sous le nom de *vasa breviora*, bien qu'elles soient assez longues, vont alimenter l'estomac et l'épiploon. Deux d'entre elles longent le hile de la rate, enveloppées dans un manchon graisseux, à travers lequel passent une dizaine de petits rameaux artériels qui pénètrent aussitôt dans la rate; mais on ne voit pas qu'un vaisseau artériel principal se rende spécialement à la

(1) Sappey, *Traité d'anatomie descriptive*, 2e édition, p. 366.

(2) Chauveau, *Traité d'anatomie comparée des animaux domestiques*. 1871, 2e édition, p. 455.

rate et se ramifie dans cet organe, comme on le voit pour la rate de l'homme.

La veine splénique pénètre dans la rate comme l'artère splénique. Les branches de l'une et de l'autre sont contenues, à leur entrée dans l'organe, dans la même gaine fibreuse. Dans l'épaisseur de la rate, les petits rameaux veineux, au lieu de se subdiviser en pinceaux, comme les petits rameaux artériels, s'anastomosent entre eux (1).

Certains auteurs admettent que les branches veineuses communiquent avec la pulpe splénique par des orifices libres. M. Frey ne partage pas cette opinion. D'après lui, « tous ces tubes veineux ont une paroi fort mince, mais « bien close... Les branches même les plus minces sont « enveloppées extérieurement par le tissu réticulé de la « pulpe splénique (2). »

Chez le bœuf, la veine splénique, à son entrée dans la rate, se divise en deux branches : la première, longue de 3 ou 4 centimètres environ, qui se rend dans l'extrémité la plus épaisse de la rate ; la seconde qui parcourt tout le reste de la rate. Ces deux branches veineuses principales offrent ce caractère particulier que l'on voit la pulpe splénique faire hernie dans leur intérieur sans les obstruer. Les rameaux qui naissent de ces branches principales présentent le même caractère, aussi loin qu'on peut les suivre par les procédés de dissection ordinaire ; c'est du moins ce que j'ai constaté sur deux rates de bœuf. M. Sappey indique cette disposition de la veine splénique chez le bœuf, mais dans une longueur de 2 centimètres seulement. M. Kolliker l'indique pour toute la veine splénique, comme je l'ai récemment observé. La pulpe splénique qui fait saillie dans la veine splénique est tapissée par une très-fine membrane, qui va

(1) Sappey, *loco citato*, p. 367.

(2) Frey. *Traité d'histologie et d'histochimie*, Paris, 1871, p. 526.

s'épaississant autour de certains orifices des rameaux secondaires veineux et surtout au niveau de l'artère et du nerf splénique qu'elle recouvre. C'est encore là une disposition particulière à la rate du bœuf. En voici une autre que j'ai constatée sur deux rates de ces ruminants.

L'artère et le nerf spléniques accolés font saillie dans toute la longueur des deux branches veineuses principales, en soulevant leur paroi, et en s'en coiffant pour ainsi dire.

En réalité, la pulpe splénique, même dans les points où elle fait hernie dans la veine splénique, n'est pas en contact direct avec le sang. Mais il n'entre pas dans les limites de ce sujet d'élucider toutes ces questions. C'est même trop, peut-être, de les avoir indiquées. J'ajoute cependant que les parois veineuses, bien visibles dans les gros troncs, ne sont plus guère reconnaissables dans les très-petits vaisseaux, et qu'elles disparaissent probablement dans les trajets qui mettent les artères en communication avec les veines. C'est là du moins l'opinion de W. Müller : « Chez l'homme et les mammifères, le sang artériel de la rate passe dans les veines à travers des canaux dépourvus de paroi, qui parcourent le réseau de la pulpe et les interstices des cellules lymphatiques comme l'eau d'un fleuve presque à sec chemine entre les cailloux. Ces canaux sont les intermédiaires de la pulpe (1). »

Les vaisseaux lymphatiques de la rate sont superficiels et profonds. M. Sappey met en doute l'existence des vaisseaux superficiels.

Les vaisseaux profonds, au nombre de cinq ou six, à leur sortie de la rate, se jettent dans les petits ganglions de la queue du pancréas (Sappey).

Les nerfs de la rate viennent du plexus solaire. Ils entourent l'artère splénique à la manière d'une gaîne et

(1) W. Müller, *cité par M. Frey, loco citato*, p. 528.

pénètrent, avec les divisions de cette artère, dans la substance splénique. W. Müller a découvert sur le trajet des nerfs spléniques (dans la rate) des groupes de cellules analogues à celles des nerfs ganglionnaires. On ne connaît pas encore le mode de terminaison des nerfs dans la rate. Cependant, « Ecker dit avoir vu des branches terminales » nerveuses dans la rate. Et W. Müller « a pu suivre une « fois, sur une rate de cochon, une fibre nerveuse qui allait « se perdre dans la gaîne d'un vaisseau capillaire (1). »

Physiologie.

Les opinions des physiologistes sur les fonctions de la rate diffèrent.

D'après une opinion ancienne, soutenue par Hodgkin, Dobson, etc., la rate est un *diverticulum*, un réservoir sanguin. D'après Beau, la rate remplirait « à l'égard du sys- « tème porte, l'office d'un véritable cœur à impulsion con- « tinue (2). »

Home avait admis déjà, *à priori*, dans la rate l'existence de fibres musculaires, qui détermineraient dans cet organe une diastole et une systole analogue à celle du cœur (3).

Ribes (4), ensuite, a constaté la contraction *énergique et rapide* de la rate et l'aspect rugueux qu'elle prend alors.

De nombreuses expériences, dont une grande partie sont citées plus loin, prouvent d'une manière irréfutable la contractilité de la rate, et la diminution de volume quelquefois considérable qu'éprouve cet organe. L'expérience III, entre autres, montre la rate subissant une diminution de plus de 12 centimètres, dans son grand diamètre. Si l'on

(1) Frey, *loco citato*, p. 532.

(2) Longet, *Traité de physiologie*, 2e édit., p. 376.

(3) Sinstra, *Commentatio physiologica de fonctione lienis.* — Leyde, 1859. — *Faculté de Médecine, collection in-octavo*, T. 177.

(4) Ribes, *Dictionnaire des Sciences médicales, art.*, rate.

calcule approximativement le volume de la rate non contractée et le volume de la rate contractée, et si on compare ces deux volumes, on trouve qu'il existe entre eux une différence de 160 centimètres cubes. Cette différence représente un volume de sang, de 160 centimètres cubes qui, dans certaines conditions est chassé de la rate et rendu à la circulation générale dans un but qui n'est pas déterminé.

Un certain nombre d'auteurs, parmi lesquels M. Kolliker et M. Béclard (1), pensent que la rate a pour usage de détruire les globules rouges du sang (théorie régressive). M. Virchow a soutenu l'idée contraire, à savoir que les globules rouges prennent naissance dans la rate (théorie progressive).

La plupart des auteurs admettent « que la rate joue un « rôle analogue à celui des ganglions lymphatiques, c'est-« à-dire qu'elle forme des globules incolores qui pénètrent « dans le courant sanguin et qui constituent les globules « blancs du sang (2). »

Il est toutefois un fait important à noter : c'est que la rate n'est pas un organe nécessaire à la vie. En effet, Malpighi, Tiedeman, Gmelin et Bardeleben, MM. Philipeaux et Vulpian et d'autres expérimentateurs, ont fréquemment enlevé la rate sur différents animaux, et notamment sur des chiens, sans que leur santé en ait ressenti de fâcheux résultats. M. Béclard possède en ce moment dans son laboratoire deux chiens qui sont dans ce cas.

Faut-il conclure de ces faits que la rate est un organe inutile? « Lorsqu'on enlève un rein à un animal, le rein « qui reste peut entretenir la sécrétion urinaire et l'animal

(1) J. Béclard, *Archives générales de Médecine* et *Comptes rendus de l'Académie des sciences*, 1848.

(2) Frey, *loco citato*, p. 533.

« survivre à l'opération ; on n'en peut conclure que le rein « était inutile (1). » Il en est de même pour la rate.

Il est encore entre autres un point curieux de la physiologie de la rate établi par M. Philipeaux : c'est sa reproduction, chez les rats, après qu'elle a été extirpée. Or le fait de la reproduction de la rate extirpée peut-être mis en opposition à l'hypothèse que la rate est inutile, parce que la vie est possible quand la rate est enlevée.

Quoiqu'il en soit de l'utilité de la rate, les auteurs ont cherché à préciser le moment pendant lequel elle fonctionne.

Hodgkin (2) pense qu'elle se remplit de sang pendant la période la plus active de la digestion.

Dobson (3) se range à l'avis de Hodgkin ; enfin des recherches plus récentes qu'ils ont faites sur ce point, MM. Estor et Camille Saint-Pierre tirent les conclusions suivantes :

« 1° Les notions fournies par M. Cl. Bernard sur les qua- « lités différentes du sang veineux des glandes, aux divers « états de fonctionnement ou de repos, peuvent servir à « déterminer l'instant où fonctionnent les glandes dont « la physiologie est encore à faire.

« 2° Nos expériences démontrent que le sang de la « veine splénique contient pendant l'abstinence une pro- « portion d'oxygène double de celle qu'il renferme pendant « digestion.

« 3° Les deux propositions précédentes nous autorisent « à admettre que la rate fonctionne en alternant avec « l'estomac (4). »

(1) *Journ. comp. du Dictionnaire des Sciences méd.*, t. XIV, 1822.

(2) *Cité par* Longet, *Physiologie*, t. II, p. 375.

(3) *Journal de l'Anatomie*, t. II, p. 196.

(3) Béclard, *Traité élémentaire de physiologie*, 5e *édition*, Paris, 1866, p. 365.

II

RECHERCHES EXPÉRIMENTALES RELATIVES A L'ACTION DE DIVERS MODES D'EXCITATION SUR LA CONTRACTION DE LA RATE.

Toutes les expériences qui vont être rapportées sur ce point ont été faites sur des chiens et sur une chatte. Un certain nombre, qui ne sont pas mentionnées, ont été faites sur des lapins, quelques-unes sur des cobayes : elles ont donné des résultats à peu près nuls. J'ajoute de suite, pour n'y plus revenir, que mes expériences avec la strychnine et la quinine n'ont également donné aucun résultat positif sur ces animaux (lapins, cobayes).

R. Wagner, qui le premier galvanisa la surface de la rate, n'a pas non plus obtenu de résultats remarquables chez les lapins.

On a vu que M. Küchenmeister n'a pas été plus heureux dans ses expériences sur ces mêmes animaux.

Dans la plupart des expériences, les chiens ont été curarisés et soumis à la respiration artificielle. Cette manière d'expérimenter est de beaucoup supérieure à celle qui consiste à éthériser les animaux. L'éthérisation détermine quelquefois des syncopes mortelles, d'autres fois elle produit des nausées et même des vomissements : dans le dernier cas, les matières vomies peuvent pénétrer dans les voies respiratoires et asphyxier l'animal. Le sommeil produit par l'éther n'est pas de bien longue durée et si l'expérience dure un certain temps, l'animal se réveille, s'agite, et il faut tout interrompre pour procéder à une nouvelle éthérisation. La curarisation n'a guère d'inconvénient que celui d'exiger un aide de plus pour la respiration artificielle. L'action du curare, qui consiste à paralyser au début et en partie le grand sympathique, se traduit du côté de la rate par de la congestion de cet organe. M. Bernard a constaté ce fait, M. Vulpian l'a également constaté et l'a enseigné dans son cours (1), mais cette congestion, peu considérable d'ailleurs, n'apporte aucun obstacle à la contraction de la rate, ainsi qu'on le verra dans les expériences qui suivent, et ne peut que rendre plus manifeste l'énergie de cette contraction.

Pour mettre la rate à découvert, j'ai reconnu, après quelques tâtonnements, que le meilleur procédé est de faire, à la paroi abdominale, une large ouverture, au moyen de deux incisions, une suivant la ligne blanche, l'autre perpendiculaire à cette ligne et étendue, selon les cas, à un seul côté ou aux deux côtés de la paroi abdominale.

La première partie, A, de ce chapitre sera consacrée à l'étude des effets produits sur la rate par l'excitation directe de cette organe ; la seconde partie, B, traitera de ces mêmes effets à la suite de l'excitation des différentes parties du système nerveux.

A. *Excitations directes.*

Elles sont produites par des agens divers.

1° *Contact de l'air.* — L'excitation de la rate par le contact de l'air, se traduit par une contraction manifeste, mais peu considérable de cet organe, contraction rapide, si rapide qu'elle ne peut être mesurée. Au contact de l'air, la rate qui est rouge brun, devient rouge, quelquefois rose, et en même temps se chagrine finement, se fronce à la surface. Quelquefois cet aspect disparaît pendant que la rate reste exposée à l'air ; elle reprend alors sa couleur, et sa surface devient polie.

(1) *Cours de Pathologie expérimentale et comparée*, 1873.

Les expériences I, II et III, prouvent nettement l'action de l'air sur la contraction de la rate, et on retrouve cette preuve dans les expériences VIII, XVII, XXXVIII, XL, XLI, XLII, etc.

Expérience I. — 8 Juillet 1872. — Chien terrier, curarisé. — Respiration artificielle. Rate mise à nu. Extrémité de la queue de la rate repliée sur elle-même.

Grand diamètre = 275 millimètres.
Petit — = 124 —

La rate se chagrine et se plisse par places. Elle est recouverte par les parois abdominales maintenues réunies avec des serre-fines.

3 heures 35 minutes. — Rate mise à nu. Une petite région de cet organe accidentellement exposée à l'air est desséchée, plissée et excavée. Cette partie, humectée avec le sang de la plaie abdominale, reprend bientôt l'aspect et la forme normales.

Les électrodes de l'appareil de Siemens et Halske sont appliqués suivant le petit diamètre qui mesure, comme au moment de l'ouverture de l'abdomen, 124^{mm}. L'organe presque aussitôt se contracte, d'abord aux deux points d'application des électrodes, puis suivant toute la longueur du petit diamètre qui ne mesure plus à la fin de l'opération que 92^{mm}, et présente un étranglement granulé.

La rate est abritée sous les téguments.

3 heures 50 minutes. — Rate découverte. L'étranglement n'existe plus.

Grand diamètre = 249 millimètres.
Petit — = 112 —

L'organe présente l'aspect normal, à part une légère coloration rougeâtre au niveau de l'étranglement qui a disparu.

On électrise la tête de la rate, (5 centimètres d'écartement du chariot de l'appareil de Siemens.) Cette partie se rétracte comme précédemment au point de ne pas dépasser les dimensions de la queue de la rate, dont la largeur est de 60 millimètres. La tête de la rate s'amincit en même temps, et devient moitié moins épaisse que la queue, tandis qu'avant l'expérience elle était plus épaisse; elle est en même temps chagrinée, granuleuse, contracturée, dure.

Dans cet état, elle est replacée sous les téguments.

4 heures 12 minutes. — La rate est découverte. La tête de l'organe a repris sa forme normale et mesure 117 millimètres.

Respiration artificielle interrompue. Les battements du cœur diminuent, et au bout d'une minute, la rate se rétracte, revient sur elle-même comme en se traînant et devient noire et rugueuse. Le sang est également noir par toute la plaie.

Grand diamètre = 153 millimètres.

Petit — = 79 —

4 heures 16 minutes. La respiration artificielle est rétablie et, presque aussitôt, la rate commence à reprendre sa couleur normale et à revenir à ses dimensions. Elle est recouverte par les parois abdominales.

4 heures 28 minutes. — La respiration artificielle est de nouveau interrompue.

On rouvre la paroi abdominale et l'on voit la rate revenue à sa couleur et à ses dimensions normales. Mais presque aussitôt cet organe se rétracte fortement. Le moment où commence la rétraction correspond à la diminution des battements du cœur, qui a lieu une demi-minute après la cessation de la respiration artificielle.

La rate se ratatine, en traînant ses extrémités sur l'intestin qui la supporte. Au bout d'une minute et demie, l'organe est entièrement rétracté et dur comme du bois. En même temps, il a perdu sa couleur noire et est devenu brun clair.

La respiration artificielle est rétablie. Mais, cette fois, la rate est laissée à l'air, humectée, pour éviter le dessèchement : on la voit gonfler et reprendre peu à peu sa couleur et son volume primitifs.

Le cœur cesse de battre, la respiration artificielle étant définitivement interrompue.

Au bout de quelques minutes, la rate a perdu sa dureté, repris à peu près sa souplesse naturelle ; mais elle a gardé ses petites dimensions.

Cette expérience démontre que la rate se contracte légèrement au contact de l'air, par suite du dessèchement et sous l'influence de la galvanisation immédiate ; elle démontre aussi de la manière la plus évidente que la rate se ratatine fortement au moment de la mort par asphyxie, puisque le grand diamètre de la rate a diminué de 122 millimètres après la cessation de la respiration artificielle ; elle démontre enfin que la rate n'augmente pas de volume après la mort dans ce cas.

Par quel mécanisme l'air agit-il sur la rate dans les cas du même genre que ceux qui viennent d'être mentionnés? Agit-il directement sur les éléments contractiles de la rate? Agit-il par action réflexe? Le peu d'intensité de la contraction, la rapidité avec laquelle se produisent la pâleur et l'aspect chagriné de la rate qui la caractérisent alors, porteraient à croire que l'action de l'air pourrait bien être directe, mais ce n'est là qu'une hypothèse sans bases très-solides.

Les expériences VIII et XV prouvent l'action du dessèchement sur la contraction de la rate.

2° *Excitants mécaniques.*

a. — Dans les expériences II et III, on voit que la palpation de la rate détermine une contraction certaine, évidente, mais peu intense de cet organe. Ces deux expériences sont les seules de ce travail avec l'expérience XIX, dans lesquelles il soit fait mention de la contraction de la rate par suite de la palpation; c'est la raison pour laquelle elles sont placées ici, bien qu'elles traitent plus spécialement des contractions résultant de l'excitation du système nerveux.

Expérience II. — 21 janvier 1873. — Chien vigoureux de moyenne taille, curarisé et soumis à la respiration artificielle.

A 2 heures 50 minutes. La rate est mise à découvert. Elle est doucement prise entre les doigts et attirée au dehors: de rouge foncé qu'elle était, elle devient pâle et prend une couleur rose; elle se fronce, se plisse légèrement à la surface; par places, elle prend un aspect grenu, chagriné.

On procède à la recherche du plexus splénique que l'on isole autant que possible de l'artère splénique. L'animal a quelques mouvements spontanés. Pendant la dissection des nerfs spléniques, la rate a augmenté de volume et est devenue noirâtre, très-probablement par suite d'une compression accidentelle des vaisseaux liéniques. Le nerf splénique n'a pas en effet perdu ses propriétés, on l'irrite avec l'appareil électrique (à 15 centimètres d'écartement), et aussitôt on voit la rate diminuer de volume et devenir rugueuse. La rate est mise en place et recouverte.

A 3 heures, la rate paraît avoir son aspect et son volume normal. Elle est rouge brun, lisse, molle.

Grand diamètre = 197 millimètres.

A 3 heures 22 minutes. Section du plexus splénique, puis cessation de la respiration artificielle. Pas de modification de la rate.

L'animal a des mouvements respiratoires spontanés.

A 3 heures 28 minutes. Diminution et courte intermittence des battements du cœur, affaiblissement de la respiration, qui cesse bientôt. La rate se rétracte fortement ; elle est noirâtre et rugueuse.

3 heures 30 minutes. Seconde injection sous-cutanée de curare. Respiration artificielle rétablie.

3 heures 45 minutes. Rate gonflée, rouge brun, molle et lisse.

Grand diamètre = 197 millimètres.

A 4 heures 1 minute. Interruption de la respiration artificielle. Intermittence des pulsations cardiaques. La rate se ratatine, s'amincit, pevient rugueuse, etc.

Grand diamètre = 145 millimètres.

La rate est remise en place et la respiration artificielle est recommencée.

A 4 heures 15 minutes. La rate est découverte.

Grand diamètre = 200 millimètres.

On cesse la respiration artificielle. La rate se rétracte au moment où se manifeste une intermittence dans les pulsations cardiaques.

Grand diamètre = 146 millimètres.

A 4 heures 35 minutes. La rate remise en place et la respiration artificielle étant reprise, on constate que cet organe a repris son volume

Grand diamètre = 200 millimètres.

On excite avec l'appareil électrique le bout périphérique du plexus splénique. L'extrémité externe ou queue de la rate se rétracte fortement, tandis que la tête ne change pas tout d'abord. On continue l'électrisation, et la rétraction de la rate devient complète.

Il est alors 4 heures 45 minutes.

Grand diamètre = 120 millimètres.

L'électrisation du plexus splénique a produit une diminution de volume de 8 centimètres.

On cesse la respiration artificielle.

Il faut noter que dans cette expérience la rate s'est contractée au moment de la mort malgré la section du plexus splénique. Est-il certain toutefois que le plexus splénique ait été entièrement coupé? C'est ce qu'il n'est pas possible d'affirmer, vu la difficulté de sectionner les nombreux filets qui le forment. D'ailleurs l'examen nécropsique n'a pas été fait.

Expérience III. 18 juillet 1873. Chien mâtiné de forte taille, curarisé et soumis à la respiration artificielle.

4 heures 35 minutes. Ouverture de l'abdomen. La rate, au contact de l'air, n'a pas changé d'aspect; elle est rouge brun.

4 heures 40 minutes. La rate mesure :

Grand diamètre = 290 millimètres.
Petit — = 90 —

Entre 4 heures 40 minutes et 4 heures 50 minutes. Injection sous-cutanée de 2 grammes de chlorhydrate de quinine en solution dans 140 grammes d'eau environ.

5 heures. La rate, mise à découvert, se contracte, devient rosée; elle se chagrine irrégulièrement par traînées. L'animal a quelques mouvements spontanés.

5 heures 2 minutes.

Grand diamètre = 280 millimètres.
Petit — = 83 —

Au moment ou l'on prend la rate pour la remettre dans l'abdomen, elle se rétracte, se chagrine, et s'amincit sur les bords.

Grand diamètre = 250 millimètres.
Petit — = 75 —

On laisse un instant la rate en repos.

5 heures 5 minutes. On la touche de nouveau, elle se chagrine encore. Elle est remise en place.

5 heures 10 minutes. Injection du curare, 3 centigrammes (l'animal étant incomplétement curarisé.)

5 heures 15 minutes. L'animal a toujours des mouvements spontanés. Hémorrhagies très-abondantes.

5 heures 25 minutes. La rate est rétractée, les bords sont minces, elle est pâle, rosée.

Grand diamètre = 200 millimètres.
Petit — = 60 —

Elle n'a pas changé d'aspect au contact de l'air, elle est restée finement granulée.

5 heures 35 minutes. Section des deux nerfs grands splanchniques.

5 heures 45 minutes. La rate ne paraît pas avoir changé d'aspect au contact de l'air.

Grand diamètre = 215 millimètres.
Petit — = 60 —

5 heures 55 minutes. La rate semble en partie revenue à son volume primitif, elle est rose pâle.

Elle semble se rétracter, elle devient plissée sur les bords, au moment où elle est exposée à l'air. Elle paraît plus sensible à l'excitation produite par le toucher que dans toutes les autres expériences.

Grand diamètre = 223 millimètres.
Petit — = 65 —

6 heures. L'électrisation du pneumogastrique ne produit aucun résultat. On électrise alors le bout périphirique du grand splanchnique gauche, la rate paraît se contracter, elle se chagrine à la surface.

Grand diamètre = 210 millimètres.
Petit — = 62 —

6 heures 5 minutes. Électrisation du nerf splénique, extrême rétraction de la rate.

Grand diamètre = 162 millimètres.
Petit — = 53 —

L'expérience III prouve de plus (et je le rappellerai plus loin) que la contraction de la rate déterminée par l'excitation électrique du nerf splénique peut produire dans le grand diamètre de la rate une différence de longueur de plus de *douze centimètres*. Dans d'autres expériences, la même excitation n'a déterminé que des diminutions de 3, 5 et 8 centimètres.

b. — M. Vulpian, dans des expériences publiées dans les comptes rendus de la Société de Biologie, 1858, a constaté la contraction locale de la rate dans les parties de cet organe que l'on gratte rapidement avec l'ongle ou avec une tige mousse : baguette de verre, manche d'un scalpel. J'ai reproduit ces résultats à diverses reprises et les expériences XIV et XIX en font mention. A la suite de ces excitations, la surface de la rate s'affaisse, se creuse, prend l'aspect chair de poule. Mais cet effet n'est pas immédiat, il se produit au bout de quelques instants. Il persiste 5, 8, 10 minutes, puis, peu à peu, la surface déprimée revient à niveau, et reprend son aspect lisse. En même temps elle prend une couleur rouge brun, plus foncée que celle du reste de la rate et qui dure quelquefois plus d'un quart d'heure. Il se passe certainement là un phénomène vaso-moteur pareil à celui qui se produit quand on gratte la peau ou une veine de la main. Ce phénomène est-il la conséquence de l'excitation mécanique des fibres lisses de la rate ou de l'excitation des groupes de cellules nerveuses qui seraient contenues dans la rate? C'est une question à résoudre.

3o *Excitation galvanique.*

J'ai déjà dit en parlant des expériences faites sur la rate de divers animaux, que R. Wagner a le premier électrisé la surface de la rate.

Dans ces expériences, R. Wagner (1) vit la rate du chien *blanchir* entre les points d'application des excitateurs, devenir rugueuse (comme la peau d'une oie), se couvrir de petites papilles, et prendre une consistance dure, par suite de l'action des courants électriques.

Plusieurs auteurs ont constaté depuis l'action de l'électricité appliquée directement sur la surface de la rate.

M. Cl. Bernard, en 1849 (2), fit, sur l'invitation de Rayer, l'expérience suivante :

« Deuxième chien. — Excitation de la rate, mise à nu,

(1) Stinstra, *loco citato.*

(2) *Société de biologie, octobre* 1849.

par un courant électro-magnétique énergique, dans le sens de la longueur et de la largeur. Diminution instantanée. Excision du pédicule de l'organe, qui est suspendu par sa grosse extrémité à l'un des conducteurs de l'appareil électrique : « On vit alors à plus de vingt reprises et à chaque application de l'autre conducteur sur la petite extrémité de la rate, un mouvement très-manifeste d'ascension et de torsion de l'organe, surtout au voisinage de cette dernière extrémité. »

Stinstra rapporte cinq expériences, trois sur des chiens et deux sur des chats, dans lesquelles il a électrisé directement la rate avec un appareil « magnético électrique » à rotation. Un des électrodes était placé à la tête de la rate, l'autre à la queue. Les excitations ont été faites alors que la rate n'était pas séparée de l'animal, puis après qu'elle en était séparée par excision.

Stinstra a constaté que, sous l'influence de l'excitation électrique, la rate non séparée de l'animal, prend un aspect grenu, rugueux, etc., que, sous l'influence de la même excitation, la rate excisée se vide du sang qu'elle contient et se chagrine ; qu'une demie heure après l'excision et toujours à la suite de la même excitation, cet organe prend encore l'aspect chagriné, grenu. Il ne dit pas avoir vu, comme R. Wagner, la rate blanchir entre les points d'application des électrodes (1).

Dans un certain nombre de cas, alors que l'excitation galvanique était très-forte, j'ai vu la rate *blanchir* en même temps qu'elle devenait grenue. L'appareil électrique employé (celui de MM. Siemens et Halske, mis en activité par la pile de M. Grenet) avait alors son maximum de puissance (0 centimètres d'écartement du charriot), et la coloration blanche de la surface de la rate ne s'étendait

(1) Stinstra, *loco citato, ch.* III, p. 141.

pas à plus de deux centimètres autour du point d'application de l'un des électrodes. Il m'a toujours paru que, dans ce cas, la coloration blanche est due à une action chimique produite par l'appareil et non à une action physiologique. Je n'ai jamais observé de résultat semblable alors que le courant électrique était moins fort, que le chariot de l'appareil était à cinq centimètres d'écartement et que, cependant, la rate devenait chagrinée et grenue.

M. Béclard dit, dans son *Traité élémentaire de Physiologie* (1) : « Nous avons vu souvent la rate du chien vivant « diminuer, sous l'influence de cet excitant (électricité) de « 1 ou 2 centimètres dans son diamètre longitudinal. »

Dans l'expérience I, les électrodes de l'appareil électrique étant placés à chaque extrémité du *petit diamètre* de la rate (du diamètre de la tête), ce diamètre a diminué de 52 millimètres. C'est le résultat le plus remarquable que j'aie obtenu en électrisant directement la rate. Dans les expériences qui ont consisté à placer un électrode à l'extrémité de la queue de la rate et l'autre électrode à la tête, la contraction de la rate dans le sens de son *grand diamètre* s'est étendue à une distance variable de chaque point d'application des électrodes ; une partie intermédiaire restant dans son état normal. Je n'ai jamais pu réussir à produire ainsi une contraction énergique de la rate suivant toute la longueur de son grand diamètre.

B. — *Excitations portées sur différentes parties du système nerveux.*

Après avoir étudié la contraction de la rate à la suite des excitations directes de cet organe, on est conduit à suivre pas à pas, en remontant vers les centres nerveux, l'étude de l'action sur la rate de l'excitation galvanique

(1) 5e *édition*, Paris, 1866, p. 365.

portée sur les cordons nerveux qui relient cette rate et ces centres nerveux.

Les nerfs spléniques se terminent dans la rate ; ils se présentent donc tout d'abord à l'étude.

1° *Excitation des nerfs spléniques.*

D'après les recherches auxquelles je me suis livré, M. Cl. Bernard est le premier qui ait produit la contraction de la rate en électrisant les nerfs qui s'y distribuent. Une page de cet auteur trouve naturellement sa place ici (1).

« Nous devons encore vous signaler un autre fait relatif » à la rate : c'est l'influence des nerfs sur la contractilité » de cet organe.

« Autrefois nous avons fait des expériences à la Société » de biologie pour déterminer la contraction du tissu de la » rate, à l'aide du galvanisme. L'électricité portée directe- » ment sur le tissu de la rate ne détermine que des contrac- » tions très-faibles et souvent douteuses, si l'intensité du » courant n'est pas considérable. Mais il n'en est plus de » même si, au lieu d'agir sur le tissu de la rate, on agit » sur les nerfs qui s'y rendent en accompagnant l'artère » splénique. »

« Expérience.—Sur deux chiens, l'un en digestion, l'autre à l'abs- » tinence, la rate et les vaisseaux ayant été mis à nu, on coupa les » nerfs qui accompagnaient les divisions de l'artère splénique. Ces » nerfs n'étaient pas sensibles à la section, mais ils l'étaient lorsqu'on » les tiraillait ou qu'on les rompait. Ce phénomène était évident, sur- » tout chez l'animal en digestion.

« La galvanisation des bouts périphériques des nerfs de la rate, qui » ne déterminait aucune sensation, produisit une contraction énergi- » que et rapide du tissu de la rate. Cette contraction était toujours li- » mitée à la portion de la rate où se distribuait le rameau nerveux

(1) Cl. Bernard, *Liquides de l'organisme*, Paris, 1859, T. II, p. 420 *et suivantes*.

» qu'on électrisait. Dans le point contracté, la rate devenait dure; son » tissu chagriné formait une saillie au-dessus des parties qui n'étaient » pas contractées. Ces contractions parurent plus énergiques chez l'a- » nimal en digestion que chez l'animal à jeun.

« La galvanisation des bouts centraux des nerfs spléniques déter- » mina de la douleur et des mouvements généraux.. . . . . .

. . . .

« Relativement à la rate, nous voyons donc que l'excita- » tion du nerf produit une contraction beaucoup plus vio- » lente et beaucoup plus rapide que l'excitation du tissu » même de l'organe ; ce qui se rapporte, d'ailleurs, avec ce » que nous avons déjà dit pour les autres organes muscu- » laires ou glandulaires : savoir, qu'il faut beaucoup moins » d'électrité pour agir sur les nerfs que pour agir sur les » muscles.

« On sait que certaines substances injectées dans le » sang, déterminent une contraction énergique de la rate. » Tels sont, par exemple, la strychnine, le camphre, etc. » Devrions-nous en conclure que ces substances agissent sur » le grand sympathique, puisque nous voyons que c'est le » grand sympathique qui fait contracter la rate. »

Dans cette expérience M. Cl. Bernard ne signale pas les dimensions de la rate avant et après la galvanisation des nerfs spléniques. Ces dimensions sont indiquées dans les expériences II, III, XIX, XL, XLIII. Dans l'expérience III, on a vu que la galvanisation du splénique peut déterminer une diminution de plus de 12 centimètres dans le grand diamètre de la rate du chien.

Les conclusions des expériences II, etc..., sont entière- ment conformes à celles de M. Cl. Bernard, relativement à la contraction de la rate, par suite de l'excitation du nerf splénique, Il sera question plus loin de la contraction éner- gique de la rate à la suite de l'empoisonnement par la strychnine.

Il faut maintenant chercher quel est le résultat de la même excitation portée sur les nerfs grands splanchniques.

2° *Excitation des nerfs splanchniques.*

Le nerf grand splanchnique choisi dans la plupart des expériences qui suivent est le grand splanchnique gauche. La raison en est que son trajet intra-abdominal est plus long que le trajet intra-abdominal du nerf grand splanchnique droit, et que ce dernier, caché par le foie, est moins facile à découvrir.

M. Schiff rapporte une expérience de ce genre faite par lui sur *un lapin*. Je la reproduis *in extenso* parce qu'elle relate avec une grande netteté les détails les plus importants de mes expériences *sur les chiens*, et conduit à noter ce point intéressant que, dans une même espèce animale, les expérimentateurs, bien que placés en apparence dans les mêmes conditions expérimentales, n'obtiennent pas toujours les mêmes résultats. Il est bien évident que je ne mets nullement en doute les résultats obtenus par M. Schiff, et certainement d'autres expériences donneront la raison des faits contradictoires constatés dans les expériences sur la rate du lapin, par M. Schiff, d'une part, et par R. Wagner, M. Küchenmeister et nous d'autre part.

« Les nerfs splanchniques et le ganglion cœliaque, irrités à l'aide » du courant induit, font naître des contractions des vaisseaux de l'es- » tomac, de l'intestin et de la rate. J'avais depuis longtemps reconnu » ce fait pour les nerfs splanchniques, et ce n'est que tout récemment » que je l'ai confirmé pour le plexus cœliaque. Je vais faire cette expé- » rience devant vous. Vous n'êtes pas sans savoir que l'excitabilité des » nerfs vaso-moteurs résiste pendant quelque temps à l'action du cu- » rare, si le poison n'a pas été absorbé en trop grande dose. Cette » propriété nous sera utile en ce sens qu'elle nous permettra d'ob- » server le phénomène de la contraction vasculaire sur un animal

» complétement immobilisé et insensible, dont nous entretiendrons » la circulation à l'aide de la respiration artificielle.

« J'introduis sous la peau du dos d'un lapin une petite quantité de » curare en poudre, et je prépare la trachée pour la respiration arti- » ficielle. L'animal, dans les premiers moments, ne paraît pas se » ressentir de la présence du poison ; au bout de quelques minutes, » ses mouvements commencent à montrer une certaine irrégularité ; » sa respiration s'embarrasse ; il tombe ; ses muscles se relâchent ; la » respiration est sur le point de cesser. J'introduis rapidement un tube » dans la trachée-artère, et un aide est chargé de faire les insufflations » pendant toute la durée de l'expérience. Les mouvements volontaires » sont presque abolis : l'animal répond cependant encore par une lé- » gère secousse de la tête et par une rotation du globe oculaire aux » attouchements de la conjonctive. Nous attendons jusqu'à la cessation » de cette dernière trace de réaction. Après peu de secondes, l'animal » paraît complétement mort, mais la circulation se fait très-bien. L'ac- » tion des nerfs vaso-moteurs est conservé, comme vous le verrez » bientôt.

« J'ouvre la cavité abdominale à côté des muscles dorsaux lombaires, » et je fais dans les parois de l'abdomen une autre incision transver- » sale qui découvre l'estomac, la rate et une partie de l'intestin avec » son mésentère. On voit les pulsations des artères mésentériques et » les changements de forme de leurs flexuosités à chaque onde de » sang qui leur arrive du cœur. L'artère épigastrique gauche donne un » petit jet de sang ; je la lie, car il est essentiel, dans cette expérience, » de conserver au système vasculaire son état turgide aussi compléte- » ment que possible. Avec le manche du scalpel, je découvre l'aorte » abdominale, au niveau de la capsule susrénale gauche, et je mets à » nu les ganglions qui composent le plexus cœliaque. On voit le nerf » grand splanchnique se jeter dans le ganglion principal ; je coupe ce » nerf et je l'accroche, isolé, dans l'aine, à un des réophores de l'ap- » pareil d'induction ; l'autre réophore est placé dans les ganglions. Le » ressort de l'appareil d'induction est encore fixé, et le courant ne » passe pas. Nous laissons l'animal pendant quelques minutes dans » cette position, pour bien apprécier l'état de vascularisation des vis- » cères mis à nu, et surtout de l'estomac. — Veuillez vous grouper » autour de moi, de façon à bien voir les changements qui vont s'o- » pérer. Quelques-uns d'entre vous observeront une anse intestinale, » d'autres regarderont l'estomac, d'autres enfin se chargeront de » l'examen de la rate. Je vous prie de bien fixer quelques-uns des plus

» petits vaisseaux, que vous pouvez encore reconnaître à l'œil nu, et » d'observer toujours les mêmes points.—Le contact de l'air, comme » vous pouvez vous en convaincre dès à présent, ne modifie pas visi- » blement l'apparence des vaisseaux; il n'y a pas de changement spon- » tané de leur état de réplétion, excepté dans les parties qui se » meuvent.

« Je lâche le ressort de l'appareil, qui vibre librement. L'irritation » commence. Vous voyez que déjà, après quelques secondes d'irrita- » tion, les plus petits vaisseaux visibles à la surface de l'estomac et de » l'intestin se sont rétrécis; les arborisations vasculaires, en général, » paraissent un peu moins ramifiées, et ceux d'entre vous qui » regardent l'intestin de plus loin s'aperçoivent que sa couleur est » devenue plus pâle. Encore quelques secondes, et la rate commence » à pâlir à son tour. Vous ne distinguez pas, à la surface de cet or- » gane, de vaisseaux isolés; mais vous avez l'impression de sa couleur » générale. Il est à remarquer que la coloration rouge de la rate ne » diminue pas partout également vite; l'anémie commence dans » quelques points épais, qui s'élargissent peu à peu et forment des » ilots plus pâles au milieu d'autres parties qui n'ont pas encore » changé de couleur. Les bords minces de l'organe montrent le plus » distinctement l'effet de la contraction vasculaire. — Je continue » toujours l'irritation, et vous voyez que la rate devient inégale à sa » surface; cette surface n'est plus lisse : elle est comme sablonnée et » présente quelques dépressions plus profondes et plus pâles.

« Je vais arrêter le ressort, et je vous prie d'observer bien attentive- » ment au moment de l'interruption du courant, parce que le retour » des vaisseaux à l'état normal est souvent plus apparent encore que » leur contraction au moment de l'irritation. — Je suspends l'irrita- » tion. — En peu de secondes, les vaisseaux de l'estomac et de l'in- » testin se sont de nouveau dilatés, la rate a repris sa couleur et à peu » près sa forme normales; il reste à peine quelques inégalités à sa » surface, provenant encore de la première galvanisation.

« J'irrite de nouveau, et les mêmes phénomènes se reproduisent.— » Je répète l'expérience deux, trois, quatre fois, et les phénomènes se » reproduisent constamment dans le même ordre, à condition toute- » fois que nous laissions un intervalle suffisant de repos et de resti- » tution entre les différentes irritations. Vous voyez que, même après » la quatrième galvanisation, tout reprend son aspect primitif; seule- » ment, la rate reste un peu plus contractée et peut-être un peu plus » pâle qu'elle ne l'était au commencement de l'expérience, Je vais

» laisser aux nerfs dix à douze minutes de repos, et ce temps suffira » pour rendre même à la rate sa forme et sa coloration primitives. Les » changements qui s'opéreront à la prochaine irritation, à la surface » de la rate, seront beaucoup plus évidents que ceux qui ont succédé » aux dernières galvanisations.

« L'expérience à laquelle vous venez d'assister et que j'ai reproduite » sur des lapins et sur des chats, démontre que le ganglion cœliaque » contient des nerfs qui président à la contraction des vaisseaux des » parties superficielles de l'estomac, de l'intestin grêle et de la rate. » Pour mieux étudier les changements qui se passent dans les vaisseaux » spléniques sous l'influence de l'irritation du grand sympathique, j'ai » choisi, de préférence, des chats qui ont la rate relativement plus » grande que les lapins, et qui montrent, avec une grande évidence, » les altérations que vous venez de voir. L'irritation du ganglion » cœliaque paraît produire, dans la rate, une double contraction : une » contraction de son tissu et une contraction de ses vaisseaux. On ne » saurait attribuer à la contraction de la substance de la rate les chan- » gements de couleur que présente l'organe irrité, bien qu'au premier » abord, il semble très-plausible d'admettre que si une excitation ner- » veuse fait contracter le parenchyme splénique, le sang de ses vais- » seaux se trouve passivement refoulé, de manière à faire pâlir un peu » l'organe. Mais il est une circonstance que j'ai fréquemment observée » et qui a dû vous frapper dans l'expérience de tout à l'heure, cir- » constance qui nous permet de différencier, en quelque sorte, les » effets de la contraction parenchymateuse et ceux de la contraction » vasculaire. Vous aurez remarqué qu'après la cessation de l'irritation, » la substance de la rate reste contractée, que les dépressions et les » fragments qui se sont formés à la surface existent encore au moment » où la couleur normale est déjà complétement revenue, et que ce » n'est qu'à l'irritation suivante que la coloration redevient plus pâle. » La contraction qui produit le froncement ne peut donc pas être la » cause de la pâleur, puisque celle-ci cesse avec la galvanisation des » nerfs. Du reste, il faut ajouter que cette pâleur ne paraît être bien » prononcée que dans la couche la plus superficielle de l'organe. C'est » cette couche qui, pendant l'irritation, devient comme transparente, » et qui laisse voir le tissu rouge de l'intérieur comme à travers un » stratum très-mince de gélatine. En effet, vous apprécierez beaucoup » mieux les changements de couleur de l'organe, si vous le regardez » obliquement, de manière à rendre le rayon visuel tangent à sa sur- » face. Vous voyez donc que la contraction de la rate, phénomène que

» l'on n'avait produit, jusqu'à présent, que par des irritations directes, » peut naître aussi, quoique d'une manière moins complète, par les » irritations du système nerveux abdominal. La rate doit donc recevoi » des nerfs moteurs. (1) »

Je vais rapporter à présent quelques-unes des expériences qui prouvent l'action des nerfs grands splanchniques sur la contraction de la rate.

Expérience IV. — 8 Juin 1873. — Chien matiné, de moyenne taille, assez vigoureux, trachéotomisé et curarisé pour une autre expérience, à 2 heures 16 minutes.

A 4 heures. — Ouverture de l'abdomen. La rate est rose, elle semble un peu moins molle qu'à l'état normal et plus petite. Au moment où elle est exposée à l'air, elle se fronce par toute sa surface.

Le nerf grand splanchnique gauche est découvert et électrisé. La rate se rétracte, se ratatine, devient chagrinée, dure, couleur feuille morte.

Expérience V. — 24 Mai 1873. — Sur une chatte curarisée et sur laquelle on pratique la respiration artificielle, la rate est mise à nu.

Le nerf grand splanchnique, du côté gauche, est sectionné à son entrée dans l'abdomen. Le bout périphérique de ce nerf est pris sur un fil et galvanisé. On voit la rate changer bientôt de couleur. De rouge qu'elle était, elle devient rose. En même temps, elle se chagrine à la surface, s'amincit et devient dure.

Avant l'application de l'électricité, la rate mesurait 11 centimètres dans son plus grand diamètre. La galvanisation la réduit de 2 centimètres.

Ce résultat est obtenu à trois reprises différentes. (Entre deux électrisations successives on a laissé la rate reprendre ses dimensions premières, avant d'électriser de nouveau le nerf grand splanchnique.)

Expérience VI. — 2 août 1873. — Sur un chien barbet mâtiné, de petite moyenne taille, curarisé et soumis à la respiration artificielle, on pratique la section du nerf grand splanchnique gauche, à son entrée dans l'abdomen.

(1) Schiff, *Leçons sur la physiologie de la digestion*, t. II, p. 443 *et suivantes*, 1867.

On électrise le bout périphérique de ce nerf, et *presque aussitôt* la rate se chagrine, diminue considérablement de volume : on la voit raccourcir en se ratatinant; elle devient dure, granuleuse, en même temps qu'elle prend une teinte chamois.

Expérience VII. — 16 mai 1873. — Chienne de forte taille, vigoureuse, curarisée à 2 heures 15 minutes, et soumise à la respiration artificielle pour une autre expérience.

A 3 heures 15 minutes. — Le nerf splanchnique gauche est pris sur un fil et fortement serré. La rate qui est congestionnée se rétracte incomplétement.

Cette expérience VII démontre que l'excitation mécanique des nerfs grands splanchniques peuvent, comme l'excitation galvanique, provoquer la contraction de la rate.

Les expériences X, XVII, XXXIV, comme les expériences IV, V, VI et VII établissent l'action du grand splanchnique sur la contraction de la rate.

Il faut remarquer que cette action n'a pas été aussi forte que celle produite par l'excitation du nerf splénique puisque la diminution du diamètre transverse de la rate n'a pas dépassé *six centimètres.*

Toutefois il n'y a pas lieu de s'étonner de ce résultat, parceque l'on n'a électrisé qu'un seul nerf grand splanchnique à la fois. Il n'est pas douteux que si les deux nerfs grands splanchniques, réunis par un conducteur, avaient été électrisés ensemble, on aurait obtenu une rétraction de la rate aussi considérable que dans le cas d'électrisation du plexus splénique. C'est une expérience à faire.

3° *Excitation du sympathique thoracique.*

On n'a fait qu'une expérience dans le but de produire la contraction de la rate en galvanisant le cordon thoracique du grand sympathique. Cette expérience a donc sa place assignée ici, bien qu'elle concerne également la rétraction de la rate à la suite de l'électrisation de la moelle épinière.

Expérience VIII. — 4 avril 1873. Sur une chienne vigoureuse curarisée et dont le canal rachidien est ouvert à la région cervicale (deuxième vertèbre cervicale); on met à nu la moelle épinière. Il est 3 heures 30 minutes.

D'autre part, la rate est mise à découvert; elle est lisse, bien gorgée de sang, à bords arrondis, rouge. L'animal est couché sur le côté droit. On électrise la moelle épinière, et aussitôt on voit la rate se chagriner à la surface, se ratatiner, et devenir dure, rouge jaunâtre. A trois reprises distantes chacune de plusieurs minutes, pendant lesquels l'organe se remplit de sang, on constate le même phénomène de rétraction.

Les chylifères sont pleins de chyle.

4 heures 10 minutes. Section de la moelle; rétraction de la rate.

4 heures 20 minutes. — L'animal est toujours couché sur le côté droit.

L'extrémité externe de la rate restée accidentellement au contact de l'air est rosée, revenue sur elle-même, non chagrinée, molle; l'extrémité interne est au contraire gonflée, rouge brun, également molle; elle est demeurée couverte par l'intestin et le mésentère; elle est humide, tandis que l'autre est à peu près desséchée. L'organe est divisé ainsi, comme aspect, en deux parties à peu près égales, de couleurs différentes et dans un état inégal de réplétion. Il est recouvert entièrement par les intestins.

La rate qui s'est peu à peu ramollie, est devenue gorgée de sang, lisse, et a repris sa forme et sa couleur du commencement de l'expérience.

5 heures 12 minutes. On ouvre le thorax et on prend sur un fil le grand sympathique droit au niveau de la huitième vertèbre dorsale. La rate se rétracte et se chagrine incomplétement, surtout à sa partie moyenne.

Excision du grand sympathique droit dans le thorax.

5 heures 15 minutes. On électrise de nouveau ce nerf et on observe l'entière rétraction de la rate.

5 heures 40 minutes. Section du grand sympathique thoracique gauche. Avant cette section, la rate, un peu diminuée de volume, revenue sur elle-même, est cependant devenue molle et lisse. Que-

ques instants plus tard, les battements du cœur s'affaiblissen considérablement.

On cesse la respiration artificielle, et le cœur bat encore pendant quelques minutes irrégulièrement. Quand il a cessé de battre, on constate que la rate est dure.

6 heures. La rate est redevenue molle, mais elle a gardé le volume qu'elle avait au moment de la cessation des battements du cœur, alors qu'elle était dure.

Cette expérience prouve que l'excitation galvanique du grand sympathique thoracique provoque la contraction de la rate dans des limites qui ne paraissent pas très-considérables. Il est à regretter que la diminution du diamètre transverse de la rate n'ait pu être mesurée.

4° *Excitation de la moelle épinière et du bulbe rachidien.*

A. — Moelle. — L'expérience VIII démontre que l'excitation électrique de la moelle épinière intacte, à la région cervicale, provoque la contraction considérable, le ratatinement de la rate et que le fait de la section de la moelle à ce niveau cause le même phénomène.

L'expérience IX, faite dans un autre but, est une preuve convaincante que l'excitation de la moelle intacte, par compression, détermine la contraction énergique de la rate.

Expérience IX. — 7 août 1873. Chien loup très-vigoureux, de moyenne taille.

A 2 heures 15 minutes, on fait la trachéotomie, puis on prend sur un fil chacun des nerfs pneumo-gastriques au cou.

L'animal est ensuite curarisé et la moelle épinière est mise à nu à la région cervicale, au niveau de la deuxième vertèbre.

Dans le cours de l'opération cette vertèbre est fracturée transversalement sans que l'on observe de déplacement des fragments.

On laisse reposer l'animal pendant quelque temps.

A 3 heures 55 minutes, section de chaque pneumogastrique au cou.

L'animal a des mouvements spontanés. Nouvelle injection d'une petite quantité de curare. Ouverture de l'abdomen, la rate est mise à découvert. On fait la ligature de quelques artérioles de la plaie abdominale.

La rate est dure, chagrinée, aplatie, repliée sur elle-même à son extrémité externe. On la voit se ratatiner encore davantage et pâlir.

On s'aperçoit que l'animal a la tête pendante, la partie postérieure du cou appuyant sur le bord de la table, juste au point correspondant à l'ouverture du rachis. On suppose qu'une compression possible de la moelle a produit une excitation de la moelle et déterminé la rétraction de la rate. L'animal est placé de manière que cette compression par le bord de la table ne puisse plus exister.

La contraction de la rate ne diminue pas; elle paraît au contraire acquérir ses limites extrêmes. La rate est très-dure, repliée sur elle-même, très-amincie, couleur feuille morte.

On électrise le bout central du nerf pneumo-gastrique gauche. Les caractères physiques de la rate n'éprouvent pas de modification notable au moment de l'électrisation. Le ratatinement de la rate augmente encore; sa dureté est extrême.

Les battements cardiaques vont s'affaiblissant.

L'animal meurt.

Nécropsie. — La portion de la moelle cervicale mise à découvert est excisée. Elle semble ramollie à la surface vers sa partie moyenne.

Une section transversale de la moelle est faite au niveau de la partie qui semble ramollie. La substance grise est parsemée de petites taches ecchymotiques dans une longueur de un demi-centimètre environ. Ces faits sont constatés par M. Vulpian.

La région altérée de la moelle cervicale correspond à la partie moyenne de la deuxième vertèbre cervicale.

En ce point on constate une fracture transversale du corps de la deuxième vertèbre cervicale dont le fragment supérieur fait saillie dans le canal rachidien.

Il n'est pas douteux que ce fragment osseux ait déterminé une compression de la moelle qui a produit une excitation traumatique de la région comprimée. La compression persistant a causé un arrêt de la circulation dans la substance grise et produit probablement ainsi une nouvelle cause d'excitation qui s'est traduite, comme la première, par une contraction persistante de la rate.

En résumé, on est amené à conclure de ces expériences

que l'excitation électrique et mécanique de la moelle épinière, à la partie supérieure de la région cervicale, provoque la contraction énergique de la rate.

Il faut à présent chercher si l'excitation de la moelle épinière séparée d'avec le bulbe rachidien détermine une diminution de volume plus ou moins considérable de la rate, et partant si les nerfs spléniques ont des connexions physiologiques intimes avec ce centre nerveux.

On sait que les nerfs grands splanchniques naissent ordinairement des 6e, 7e, 8e et 9e ganglions thoraciques du grand sympathique. On sait également que les racines, ou branches afférentes de ces ganglions, tirent leur origine de la moelle épinière au niveau des trous de conjugaison par où elles sortent du rachis.

Ces notions anatomiques conduisent à exciter la moelle au-dessus des origines des branches afférentes. La partie supérieure de la région cervicale de la moelle a été choisie pour cette expérience.

Expérience X. — 22 décembre 1872. Sur un chien blanc mâtiné sur lequel la moelle cervicale mise à nu a été sectionnée entre la deuxième et la troisième vertèbre cervicale, pour une autre expérience, le 21 décembre 1872, on met la rate à découvert.

Elle est petite, *ridée* à sa surface, non grenue, pâle et molle.

L'animal est extrêmement affaibli.

Le bout inférieur de la moelle est électrisé. La rate devient granuleuse, chagrinée à sa surface. Elle ne change pas de couleur et ne paraît pas diminuer de volume.

On renouvelle l'expérience au bout de quelques instants, quand la rate est redevenue ridée, en ayant soin de la tenir entre les doigts. On observe les mêmes modifications et de plus on la sent durcir; en même temps on voit ses bords devenir plus minces et prendre une teinte rosée.

Cette expérience et l'expérience VIII prouvent, avec le fait suivant, que les nerfs dont l'excitation détermine la contraction de la rate sont en relation avec la partie supérieure de la moelle épinière.

Dans une autre expérience que je ne fais qu'indiquer, la moelle cervicale étant mise à nu et sectionnnée transversalement, on a excité mécaniquement son bout inférieur. La rate s'est contractée et est devenue dure et mince.

B. — *Bulbe rachidien.* — Diverses expériences (X, XI, XII, XVI, XXXV, XXXVII) dans lesquelles la piqûre du bulbe rachidien, très-près du point vital, a déterminé d'énergiques contractions de la rate, prouvent que des connexions nerveuses relient physiologiquement cette partie des centres nerveux et la rate.

Voici trois de ces expériences :

Expérience XI. — 14 août 1872. Chien terrier mâtiné, de forte taille, curarisé, et sur lequel on fait la respiration artificielle.

A 2 heures 35 minutes, la rate est mise à nu, elle est rouge, lisse, à bords arrondis et molle.

Grand diamètre = 260 millimètres.
Petit — = 80 —

A 3 heures, on découvre le grand splanchnique du côté gauche, au-dessous du diaphragme, à son entrée dans la cavité abdominale, et on le prend sur un fil, entre le diaphragme et la capsule surrénale gauche.

On électrise ce nerf, et presque aussitôt on voit la rate perdre son poli, devenir rugueuse, se raccourcir en se ratatinant, durcir et prendre une couleur feuille morte. Elle est alors mesurée :

Grand diamètre = 200 millimètres.
Petit — = 57 —

La rate est mise en place et recouverte.

A 3 heures 20 minutes, elle est découverte et mesurée :

Grand diamètre = 235 millimètres.
Petit — = 80 —

Elle a repris à peu près son aspect normal. On la met en place et on la recouvre.

A 3 heures 25 minutes, le nerf pneumo-gastrique gauche est mis à découvert au cou et électrisé. La rate se ratatine comme lorsqu'on électrise le nerf grand splanchnique, ou les nerfs spléniques.

A 3 heures 35 minutes, une seconde électrisation du nerf pneumo-gastrique produit les mêmes modifications de la rate.

A 3 heures 50 minutes, section du point vital, mêmes modifications de la rate qu'au moment des électrisations du pneumo-gastrique et du grand splanchnique.

On a constaté que, pendant l'intervalle de temps écoulé entre chaque électrisation et entre la dernière électrisation et la section du point vital, la rate revenait à ses dimensions et à son aspect normal.

Pendant toute la durée de l'expérience, l'animal a eu de légers mouvements spontanés.

Expérience XII. — 27 avril 1873. Jeune chienne de petite taille, mâtinée, vigoureuse.

La rate devient ratatinée et dure aussitôt après la section du point vital.

Grand diamètre = 102 millimètres.

28 avril 1873.

Grand diamètre = 99 millimètres.

La rate est moins dure, à peu près lisse.

Expérience XIII. — 16 juillet 1873. Chien mâtiné. Ouverture de l'abdomen, la rate paraît congestionnée, elle est violacée, sa surface est lisse.

Section du bulbe : on voit immédiatement la rate se rétracter considérablement, se chagriner, durcir, s'aplatir, et prendre une teinte chamois.

De cette série d'expériences, dans lesquelles la région cervicale de la moelle et le bulbe rachidien ont été excités, il résulte que ces régions, et particulièrement le bulbe, contiennent des fibres nerveuses qui vont se rendre à la rate et dont l'excitation met en jeu la contractilité de cet organe.

5° *Excitation de l'Encéphale.*

Les connexions anatomiques intimes entre la moelle épinière, le bulbe et l'encéphale conduisent à supposer que les mêmes excitations galvaniques ou mécaniques qui, portées sur la moelle épinière, déterminent la contraction plus ou moins considérable de la rate, détermineront cette même contraction quand elles seront portées sur le centre encéphalique.

Pour essayer de vérifier cette hypothèse, on a fait les expériences suivantes :

Expérience XIV. — 17 avril 1873. — Chien terrier, mâtiné, vigoureux, de moyenne taille, curarisé, sur lequel on a mis à nu, par trépanation, une partie de l'hémisphère cérébral droit, et dont le nerf sciatique gauche est mis à découvert à la cuisse.

Rate mise à découvert. Elle est gonflée, rouge foncé. Au moment de l'exposition à l'air elle devient un peu moins foncée.

Le bout central du nerf sciatique est électrisé (à 10 cent.). La rate se chagrine aussitôt légèrement par toute sa surface, sans diminuer beaucoup de volume et en restant à peu près molle.

On laisse la rate reprendre son aspect lisse, puis successivement, en deux endroits de sa surface, on la gratte avec le manche d'un scalpel. Presque aussitôt, la région ainsi irritée s'affaisse, se creuse. Les parties ainsi déprimées prennent une coloration plus foncée que le reste de la surface de la rate. Ces dépressions persistent pendant plusieurs minutes. Quand elles sont effacées, leur place est indiquée par une tache rouge plus foncée que le reste de l'organe et qui s'efface au bout d'un temps variable (10, 15, 20 minutes).

Electrisation de l'hémisphère cérébral droit par l'orifice du trépan : immédiatement contraction intense de la rate (aspect chagriné, rugueux, dureté, etc...) En même temps, convulsions générales. (Un des électrodes est placé sur le cerveau et l'autre sur les muscles voisins).

L'animal est mis à mort par piqûre du bulbe.

Expérience XV. — 14 juillet 1873. — Chien qui a servi à une autre expérience.

On frappe très-violemment la région crânienne avec un marteau, à deux reprises différentes. La rate est à découvert.

La première fois on ne détermine qu'une rétraction peu considérable de la rate, qui se chagrine finement à sa surface.

La deuxième fois la surface de la rate devient fortement rugueuse, et son volume diminue d'une manière manifeste, mais dans des limites très-restreintes; sa couleur rouge perd son intensité.

Il semblerait, d'après ces deux expériences, que l'excitation galvanique de l'encéphale agirait plus énergiquement sur la rate que la commotion cérébrale. Cette conclusion a besoin, pour être bien établie, d'être fondée sur de nouvelles expériences. Les expériences XIV et XV ne sont pas en effet très-convaincantes. Dans le cas de commotion cérébrale, l'excitation peut très-bien n'avoir pas été limitée au cerveau; elle peut avoir porté sur toute la masse encéphalique et sur le bulbe, de sorte que les résultats obtenus seraient alors dus à l'excitation du bulbe. Il en est de même de l'excitation galvanique qui peut avoir été transmise au bulbe et avoir déterminé, par action réflexe, la contraction de la rate.

Les irritations directes des cordons nerveux qui vont à la rate, celles des centres encéphalo-rachidiens et particulièrement l'excitation du bulbe, déterminent donc la contraction de la rate d'une manière plus ou moins intense. Ce fait paraît bien établi par les expériences qui viennent d'être rapportées. Mais qu'adviendrait-il à la suite d'une excitation de la moelle ou du bulbe par suite de l'électrisation des cordons nerveux qui en partent? Cette question conduit à étudier, en ce qui concerne la rate, un des points les plus intéressants de la physiologie : c'est-à-dire la contraction de la rate par action réflexe.

6° *Excitation du nerf pneumogastrique.*

Dans l'expérience XXXVII, il est noté que la rate s'est contractée au moment où l'on a irrité la plaie de la paroi abdominale. S'il n'y a pas seulement coïncidence entre les deux faits, on ne peut guère attribuer, *à priori*, la contraction de la rate à autre chose qu'à une excitation de cet organe par action réflexe.

Dans la même expérience XXXVII, et dans l'expérience XXXV, à la suite d'injection de solutions acides dans l'estomac, la rate s'est fortement retractée pendant la pneumatose stomacale, les nausées, les vomissements. Dans le cours de plusieurs expériences faites par M. Vulpian dans un but étranger à cette étude, on a vu se produire assez souvent de la pneumatose stomacale accompagnée de nausées et de vomissements, ou bien ces deux derniers phénomènes seulement. Or, chaque fois qu'en même temps il a été possible d'observer la rate, on a vu cet organe se rétracter. On est donc porté à conclure qu'il ne s'agit pas d'une coïncidence de deux faits, mais d'une succession de phénomènes physiologiques dont il reste à chercher la cause.

Si, avant de poursuivre cette étude, on se reporte à l'explication donnée par M. Gouraud de la diminution dans l'étendue de la matité au niveau de la rate, quelques secondes après l'ingestion de certains liquides dans l'estomac, on voit que cette explication concorde avec les phénomènes physiologiques dont il est question maintenant. En effet, selon M. Gouraud, l'estomac, distendu alors par des gaz, recouvre partiellement la rate; de sorte que la sonorité constatée par la percussion, là où il y avait matité, serait le résultat de la distension de l'estomac et ne pourrait être interprétée par le fait d'une diminution du volume de la rate. Les expériences qui précèdent me paraissent établir que la distension de l'estomac par des gaz, à la suite d'ingestion de liquides acides, est accompagnée de contraction de la rate. Par conséquent, les résultats obtenus au moyen de la percussion par M. Piorry et par M. Gouraud ne s'excluent pas l'un l'autre; ils s'enchaînent, au contraire. La rate est contractée, comme l'affirme M. Piorry, et l'estomac distendu, comme le dit M. Gouraud; la contraction de la rate étant la conséquence, ou tout au moins un phénomène concomitant de la distension de l'estomac par des gaz.

L'hypothèse d'une excitation de la rate par action réflexe donne la raison de cette succession de phénomènes physiologiques, comme dans le cas de contraction de l'organe splénique à la suite de l'irritation de la plaie de la paroi abdominale. Il est probable, en effet, que les solutions acides excitent les terminaisons des nerfs vagues dans l'estomac, et que l'excitation transmise au bulbe par ces nerfs soit rapportée à la rate par la moelle et les nerfs grands splanchniques. Pour donner une sanction expérimentale à cette hypothèse, j'ai tenté d'exciter avec l'appareil galvanique les terminaisons des pneumo-gastriques dans l'estomac.

Dans deux expériences sur des chiens curarisés, l'estomac étant ouvert et débarrassé des matières alimentaires qu'il contenait, tandis que la rate était à découvert, on a électrisé à plusieurs reprises la face interne de l'estomac, sur une étendue de quatre à cinq centimètres carrés, sans produire de contraction manifeste de la rate. De ces résultats négatifs doit-on conclure que l'excitation galvanique n'a pas porté sur une assez grande étendue de la face interne de l'estomac, qu'elle n'a pas pénétré assez profondément la paroi de l'estomac, et par suite n'a point atteint, ou n'a pas atteint en assez grand nombre, les terminaisons du nerf pneumo-gastrique? Cette conclusion me paraît admissible, parce que l'excitation directe de l'un ou l'autre nerf pneumo-gastrique, au cou, provoque la rétraction de la rate. L'expérience X démontre, en effet, que l'excitation galvanique du nerf pneumo-gastrique gauche, mis à découvert au cou, non sectionné, provoque le ratatinement de la rate comme l'excitation des nerfs spléniques ou grands splanchniques, et les expériences XVII et XVIII prouvent que l'excitation de l'un ou l'autre nerf pneumo-gastrique donne le même résultat.

Un autre point se présente maintenant à élucider.

L'excitation du nerf pneumo-gastrique non sectionné se transmet-elle directement à la rate par l'extrémité inférieure ou périphérique de ce nerf, ou bien est-elle transmise à la rate par une autre voie, par un arc réflexe, comme je viens de le supposer? Les conditions expérimentales dans lesquelles on a fait contracter fortement la rate, en électrisant le nerf grand splanchnique, suggèrent cette question.

Quand on galvanise le bout inférieur du nerf grand splanchnique sectionné, l'excitation passe par le ganglion semi-lunaire, par les nerfs spléniques, et arrive à la rate, dont elle produit la rétraction. Si on galvanise de même le bout inférieur de l'un ou l'autre nerf pneumo-gastrique sectionné, il se pourrait que l'excitation fût transmise à la rate par l'intermédiaire du ganglion semi-lunaire et du nerf splénique, au moins quand on agit sur le pneumo-gastrique droit, si l'on s'en rapporte aux données fournies par l'anatomie.

Du côté droit, en effet, l'arcade nerveuse, *anse mémorable* de Wrisberg, formée par le pneumo-gastrique, le ganglion semi-lunaire et le nerf grand splanchnique, est beaucoup plus accusée que du côté gauche. Du côté gauche, quelques filets assez grêles du pneumo-gastrique vont se perdre dans un plexus inextricable qui s'anastomose avec le plexus solaire, et il ne semble pas qu'un ou plusieurs filets nerveux relient directement, comme du côté droit, en formant une anse, le nerf pneumo-gastrique gauche avec le ganglion semi-lunaire de ce côté.

Quelles données fournit l'expérimentation?

Dans l'expérience XVI, on voit que l'excitation du bout

inférieur du nerf pneumo-gastrique gauche, sectionné au cou, ne détermine pas de modification dans le volume de la rate. Cette expérience démontre en même temps que la rate se contracte par action réflexe, puisque l'excitation du nerf sciatique cause la contraction de la rate, à un degré moindre toutefois que l'excitation mécanique du bulbe rachidien, au niveau du point vital. Dans l'expérience XVII, on va porter l'excitation sur chaque bout central et périphérique du pneumo-gastrique, et étudier comparativement le résultat de chacune de ces excitations.

Expérience XVI. — 23 avril 1873. Jeune chien mâtiné de petite taille, curarisé.

5 heures 15 minutes. Excitation du bout inférieur du nerf pneumo-gastrique gauche suivie aussitôt d'un temps d'arrêt des pulsations cardiaques, qui reparaissent pendant la durée de l'électrisation, mais plus faibles et irrégulières. Ce résultat bien connu est constaté à plusieurs reprises. Pas de modification de la rate.

5 heures 20 minutes. Excitation du nerf sciatique. Cette excitation détermine une diminution manifeste, mais peu considérable, du volume de la rate et l'aspect chagriné peu intense de la surface de cet organe. L'électrisation prolongée ne détermine pas une rétraction plus considérable de la rate.

5 heures 30 minutes. Section du point vital. Aussitôt, la rate se ratatine et devient dure, en même temps qu'elle prend une teinte un peu jaunâtre.

Expérience XVII. — 12 juillet 1873. — Sur un chien mâtiné, très-vigoureux, de grande moyenne taille. On pratique la trachéotomie pour la respiration artificielle, et on prend au cou sur un fil chacun des pneumogastriques sans les lier. (3 heures 50 minutes). L'animal est ensuite curarisé. (3 heures 55).

A 4 heures 15 minutes l'abdomen est ouvert et la rate est mise à nu. Elle ne change pas d'aspect au moment où elle est exposée à l'air.

Grand diamètre = 265 millimètres.
Petit — = 90 —

On laisse exposée à l'air sa partie interne, c'est-à-dire la tête, le reste de l'organe étant recouvert par les intestins et le mésentère.

A 4 heures trente, c'est-à-dire au bout de quinze minutes, la partie exposée à l'air est désséchée, plissée, chagrinée, dure, rouge vif. Le reste de l'organe a conservé sa couleur rouge, violacée et son aspect lisse.

Petit diamètre = 75 millimètres.

L'organe est recouvert par les intestins.

A 4 heures 45 minu'es, la rate a repris son aspect normal, son petit diamètre n'a pas varié; il mesure 75 millimètres.

On électrise le pneumogastrique gauche non coupé et immédiatement on voit la rate se rétracter fortement. L'excitateur n'est laissé en contact avec le nerf que quelques instants.

Petit diamètre = 65 millimètres.

Il a diminué de un centimètre en un instant.

A 4 heures 55 minutes, la rate qui a été recouverte aussitôt est de nouveau découverte. Elle se chagrine légèrement à la surface au moment où elle est mise au contact de l'air, ce qu'elle n'avait pas fait précédemment.

L'excitation galvanique du pneumogastrique droit, faite dans les mêmes conditions que l'excitation du pneumagastrique gauche, donne les mêmes résultats.

A 5 heures 5 minutes. Section au cou du pnéumogastrique gauche, dont on prend chaque bout sur un fil. Irritation électrique du bout périphérique (thoracique) de ce nerf; la rate paraît se chagriner légèrement à la surface. L'excitation du nerf est prolongée, l'aspect chagriné n'augmente pas.

A deux reprises ce résultat est obtenu. La rate est mesurée avant l'excitation du bout périphérique du pneumogastrique.

Petit diamètre = 74 millimètres.

Après cette excitation :

Petit diamètre = 72 millimètres.

Le nerf pneumogastrique droit est ensuite coupé, et chaque bout est lié sur un fil comme précédemment (5 heures 13 minutes).

L'électrisation du bout périphérique donne le même résultat que celle du bout périphérique du pneumogastrique gauche.

A 5 heures 20 minutes.

Petit diamètre = 75 centimètres.

Les deux bouts périphériques des nerfs pneumogastriques sont excités ensemble, la rate se chagrine. L'excitation électrique est prolongée et portée au maximum, l'aspect chagriné n'augmente pas, la rate ne se ratatine pas manifestement.

Petit diamètre = 70 millimètres (1).

Il a donc réellement diminué de cinq millimètres.

A 5 heures 25 minutes. Electrisation du bout central du pneumo-gastrique gauche pendant quelques secondes. L'excitation est à peine appliqué sur le nerf, que la rate se rétracte énergiquement. Son diamètre antéro-postérieur diminue en un instant de six millimètres.

L'électrisation du bout central du pneumo-gastrique gauche donne le même résultat, c'est-à-dire une rétraction immédiate et énergique de la rate.

A 5 heures 40 minutes, section des nerfs grands splanchniques, droit et gauche. L'animal se débat vivement (il commence à respirer seul).

A 5 heures 50 minutes, la rate a le même aspect qu'au commencement de l'expérience; elle est peut-être moins violacée et plus franchement rouge foncée.

Grand diamètre = 270 millimètres.
Petit — = 80 —

A 5 heures 55 minutes, électrisation prolongée des bouts périsphériques, puis des bouts centraux des nerfs pneumogastriques droit et gauche, isolés ou réunis. Aucune de ces excitations n'est suivie de la moindre contraction de la rate, dont les dimensions restent les mêmes que les dernières mesurées.

A 6 heures, l'animal respire seul et la respiration artificielle est interrompue. On électrise le bout périphérique du nerf splanchnique gauche. Rétraction extrême de la rate.

Grand diamètre = 190 millimètres.
Petit — = 60 —

La rate a diminué de 7 centimètres.

Mort par section du nœud vital.

De cette expérience, il résulte que la contraction énergique de la rate à la suite de la galvanisation du nerf pneumo-gastrique n'est pas produite par une excitation trans-

(1) Nota. — Après chaque examen ou mensuration, la rate est remise en place et recouverte dans presque toutes les expériences.

mise par le bout inférieur de ce nerf. L'excitation transmise par les terminaisons du pneumogastrique produit une contraction limitée, peu considérable de la rate. Si forte que soit cette excitation, elle ne détermine pas le ratatinement et le durcissement de la rate. L'excitation du pneumogastrique qui produit ce phénomène ne passe donc pas par les terminaisons de ce nerf. Elle remonte par le bout supérieur du nerf pneumo-gastrique, arrive au noyau d'origine de ce nerf, dans le plancher du quatrième ventricule, et de là redescend probablement par la moelle pour arriver à la rate en passant par les nerfs grands splanchniques. Le passage de l'excitation par les nerfs grands splanchniques est bien démontré par ce fait que la rate se contractait énergiquement avant la section de ces nerfs, tandis qu'elle ne se contracte plus après. L'expérience XIX le prouve également, car la rate ne s'est pas contractée au moment de la mort, comme il arrive lorsque les nerfs splanchniques sont intacts, et alors que la rate a conservé sa contractilité, qui se manifeste à la suite de l'excitation du nerf splénique.

On voit encore par cette expérience que l'excitation du bout inférieur du pneumogastrique droit n'a pas sur la rate une action plus considérable que l'excitation du bout inférieur du pneumogastriqne gauche, et que l'excitation, même prolongée et très-forte, de ces deux bouts réunis ne peut déterminer le ratatinement considérable et le durcissement de la rate.

Quant à la contraction peu considérable qui s'est traduite dans une expérience par une diminution de cinq millimètres dans le petit diamètre de la rate, par suite de l'excitation du bout inférieur du nerf pneumogastrique, elle est due probablement à l'excitation des filets du sympathique qui, comme on le sait, est accolé chez le chien au nerf pneumogastrique.

Si on arrive à démontrer expérimentalement que : 1° Après la section de la moelle au niveau de la deuxième vertèbre cervicale ; 2° après la section des nerfs grands splanchniques, l'excitation galvanique portée sur le bout central des nerfs pneumo-gastriques ne se transmet plus jusqu'à la rate et n'en détermine pas la contraction, on aura tracé le chemin suivi par l'arc réflexe qui va du pneumo-gastrique à la rate.

Or, les deux expériences XVIII et XIX constatent ce fait.

Expérience XVIII. — Le 7 août 1873. Chien terrier, de moyenne taille, curarisé et soumis à la respiration artificielle.

Sur cet animal, la moelle cervicale est mise à nu au niveau de la deuxième vertèbre cervicale.

Chacun des pneumo-gastriques a été pris sur un fil, sans être lié, à la région cervicale.

11 heures 20 minutes. La rate est mise à découvert. Elle est rouge, légèrement chagrinée à la surface.

La pression que l'on exerce sur elle, en la remettant en place, augmente l'aspect chagriné.

Grand diamètre = 182 millimètres.
Petit — = 65 —

On sectionne chacun des pneumo-gastriques au cou.

Au moment de la section, la rate devient finement granulée à sa surface.

L'animal a des mouvements spontanés. On injecte une petite quantité de curare.

A midi 10 minutes, la rate est demi-molle, rouge.

On excite le bout central du pneumo-gastrique gauche. *Extrême* rétraction de la rate, durcissement, teinte blanchâtre de l'organe.

On laisse reposer l'animal.

A midi 30 minutes, section de la moelle au niveau de la partie moyenne de la deuxième vertèbre cervicale.

Rétraction de la rate.

A midi 35 minutes, la rate n'est plus rétractée, elle est rouge, lisse et gonflée.

Grand diamètre = 165 millimètres.
Petit — = 55 —

On électrise le bout central du nerf pneumo-gastrique gauche : l'état de la rate n'est pas modifié. On prolonge pendant deux minutes l'excitation galvanique sans obtenir d'autre résultat.

La *même expérience* est faite sur le bout central du nerf pneumo-gastrique droit. Elle ne donne aucun résultat.

On électrise successivement le bout central du nerf sciatique gauche, puis le bout central du nerf médian droit. Dans chacune de ces expériences, l'excitation est prolongée : la rate se dessèche en deux endroits, mais ne se contracte pas manifestement.

Expérience XIX. — 5 juillet 1873. — Chien mâtiné de moyenne taille

9 heures 30 minutes. Trachéotomie.

9 heures 35 minutes. Injection de curare.

9 heures 40 minutes. On prend sur un fil chacun des pneumogastriques, au cou.

9 heures 50 minutes. L'animal n'étant pas suffisamment curarisé, on fait une seconde injection de curare.

9 heures 55 minutes. Ouverture de l'abdomen. La rate mise à découvert se chagrine à la surface et paraît se rétracter. On gratte la surface de la rate avec une tige mousse et la rate se chagrine, se rétracte, se *creuse* dans l'endroit où on l'a grattée.

10 heures.

Grand diamètre = 210 millimètres.
Petit — = 55 —

On procède à la section des deux nerfs grands splanchniques. Pendant l'opération, la rate, par suite probablement de la compression accidentelle des vaisseaux qui s'y rendent, s'est gorgée de sang et est devenue rouge brun. On la prend pour la remettre en place, et, presque aussitôt, elle se chagrine à sa surface, diminue de volume, mais ne devient pas dure. La partie irritée mécaniquement et par suite contractée a repris son aspect normal.

Grand diamètre = 220 millimètres.
Petit — = 60 —

10 heures 30 minutes. L'électrisation de chaque pneumogastrique séparément ne produit rien sur la rate.

10 heures 35 minutes. Electrisation des deux *pneumo-gastriques réunis*. On ne voit rien se produire, la rate reste congestionnée, sans aucun changement dans son aspect.

Grand diamètre = 225 millimètres.
Petit — = 65 —

10 heures 45 minutes. On prend sur un fil le nerf splénique, on voit alors la rate se chagriner à sa surface ; elle paraît aussi se rétracter suivant son épaisseur.

10 heures 50 minutes. Electrisation du nerf splénique, la rate se rétracte, se ratatine extrêmement; elle s'aplatit, et ses bords, d'arrondis qu'ils étaient, deviennent minces, tranchants; elle prend en même temps une couleur jaunâtre, feuille morte.

Grand diamètre = 150 millimètres.
Petit — = 45 —

11 heures.

Grand diamètre = 192 millimètres.
Petit — = 55 —

La rate paraît revenue à son état primitif; elle a repris sa coloration normale, peut-être est-elle un peu violacée.

Arrêt de la respiration artificielle.

11 heures 5 minutes. L'animal meurt, la rate ne change pas d'aspect.

Grand diamètre = 221 millimètres.
Petit — = 60 —

De ces expériences il me paraît résulter que l'excitation portée sur le nerf pneumogastrique est transmise au noyau d'origine de ce nerf; que, de là, elle passe par la moelle épinière; ensuite par les fibres nerveuses radiculaires des rameaux communicants, des cinquième, sixième, septième et huitième ganglions sympathiques thoraciques, d'où naissent les nerfs grands splanchniques; par les nerfs grands splanchniques; par les ganglions semi-lunaires, et arrive à la rate par l'intermédiaire du plexus splénique.

7° *Excitation du nerf sciatique et du nerf médian.*

a. Nerf sciatique. — Si l'on se reporte aux expériences XIV, XVI et XVIII, on voit que le nerf sciatique a été électrisé dans des conditions variées, et avec des résultats différents. Les deux premières expériences ont été faites sur des animaux dont les centres encéphalo-rachidiens étaient dans leur continuité normale; la troisième sur un animal ch· z lequel cette continuité était interrompue par une section de la moelle cervicale.

Dans le premier cas, la rate a diminué de volume et pris l'aspect chagriné; mais on n'a pas observé la rétraction si considérable, le ratatinement de la rate, qui ont lieu à la suite de la section du bulbe, de la galvanisation du nerf splénique ou du nerf pneumo-gastrique.

Faut-il conclure d'après ces résultats, obtenus dans deux expériences seulement? Non. M ıis les expériences qui vont être rapportées viennent les appuyer et les rendent démonstratives.

Dans le second cas, lorsque la continuité de la moelle et du bulbe était interrompue, la rate ne s'est pas manifestement contractée. A diverses reprises, sur des chiens auxquels M. Vulpian, pour d'autres recherches, avait coupé la moelle à la région dorsale, l'excitation du nerf sciatique n'a pas déterminé la contraction de la rate, ou bien a produit seulement l'aspect légèrement chagriné de cet organe, sans diminution bien apparente de volume.

Cette série d'expériences n'a peut-être pas une grande valeur. En effet, on peut attribuer l'absence de résultats positifs à l'épuisement de la moelle consécutif aux expériences antérieures. On peut aussi l'attribuer aux opérations préliminaires de l'expérience elle-même, c'est-à-dire à la mise à nu de la moelle cervicale par ouverture du rachis, et à la section de cette moelle.

b. Nerf médian. — L'excitation du nerf médian, au bras, — expériences XVIII et XXXVI, — a donné sensiblement les mêmes résultats que l'excitation du nerf sciatique.

La continuité de la moelle n'étant pas interrompue, le grand diamètre de la rate a diminué de près de deux centimètres sous l'influence de l'excitation produite par la section du nerf médian, et l'excitation galvanique du bout central de ce nerf a causé une diminution de ce diamètre de la rate de plus de deux centimètres, à trois reprises différentes, mais on n'a pas observé la contraction extrême, le durcissement, le ratatinement de la rate.

Et cependant, dans l'expérience XXXVI, on a vu tous ces phénomènes se produire au moment de la mort. On ne peut donc pas attribuer dans ce cas l'absence de contraction extrême de la rate, quand on a excité le nerf médian, à un épuisement de la moelle, puisque, dans la même expérience, la rate s'est contractée au plus haut degré à l'instant de la mort, comme dans les cas où le canal rachidien n'a pas été ouvert pour mettre la moelle à découvert.

Ce résultat prend une certaine importance, parce qu'il vient à l'appui de ceux obtenus dans les mêmes conditions lors de l'excitation du sciatique. Il conduirait à penser que les fibres radiculaires du nerf médian et celles du sciatique ne vont pas se mettre en rapport, dans le bulbe, avec la partie de ce centre nerveux qui semble présider à la contraction extrême, au durcissement de la rate, ou bien, que quelques-unes seulement des fibres du médian et du sciatique affectent ce rapport. Il conduirait à localiser dans le bulbe, dans le voisinage du point vital probablement, cette partie dont l'excitation provoque la *contraction considérable* de la rate.

Une seule expérience, l'expérience XVIII, fait mention de l'excitation du bout central du nerf médian, après section de la moelle cervicale. La rate ne s'est pas contractée dans ce cas. On peut faire ici les mêmes objections que pour l'excitation du sciatique dans des conditions semblables.

En faisant la part de ces objections, il me semble que l'on est conduit à admettre dans le bulbe l'existence d'un *centre splénique principal*, dont l'excitation provoque la contraction extrême, le durcissement, l'amincissement de la rate. La moelle épinière aurait une action sur la rate, mais une action moins énergique; par exemple, l'excitation de la moelle ne déterminerait pas une diminution du grand diamètre de la rate de plus de *trois* centimètres, tandis que l'excitation du *centre splénique principal* déterminerait une diminution de *huit* centimètres.

Ces résultats expérimentaux présenteront peut-être quelque analogie avec ceux que produit l'action des substances médicamenteuses et toxiques sur la rate, et permettront dans ce cas d'en donner une explication.

8. *Action de l'eau froide.*

L'étude de la contraction de la rate par action réflexe conduit à rappeler ici la propriété attribuée à l'eau froide, appliquée comme douche, de faire contracter la rate.

Cette opinion fut exposée par M. Fleury (1) dans un mémoire présenté à l'Académie des sciences, à l'époque où M. Piorry défendait avec tant d'ardeur, devant l'Académie de médecine, la propriété de la quinine de faire contracter la rate. « Selon M. Fleury, dans les cas où la rate a » présenté une augmentation de volume ancienne et considé- » rable, les douches froides ont *constamment* exercé sur cet » organe une action régulière, s'accomplissant suivant une » loi qui peut être formulée ainsi : chaque douche amène » instantanément dans le volume de la rate une diminution » considérable, qui persiste pendant un temps d'autant plus » long, que le nombre des douches administrées est d'autant » plus grand; dans les intervalles qui séparent les douches » les unes des autres, l'organe augmente de nouveau, *sans » atteindre, toutefois, dans aucun intervalle, les dimensions*

(1) *Archives générales de médecine*, mars 1848.

» *qu'il présentait dans l'intervalle précédent*, et en passant » ainsi par des alternatives de décroissement et d'accroisse» ment de moins en moins considérables ; il revient enfin » définitivement à ses limites *physiologiques.* »

M. Fleury s'appuie sur l'autorité de MM. Andral et Piorry qui ont vérifié sur le vivant, par la percussion, la diminution de la rate après l'application des douches.

Ce travail n'a pas pour objet d'étudier le côté clinique de la question. Par conséquent, je n'ai pas à discuter la loi posée par M. Fleury. Toutefois, *à priori*, cette loi est admissible. Les expériences précédentes démontrent en effet que la rate se contracte, d'une manière plus ou moins considérable, par action réflexe, à la suite de l'excitation de diverses parties sensibles, par exemple : irritation de la plaie de la paroi abdominale, excitation du nerf sciatique, etc... On peut donc admettre que la douche irrite la paroi abdominale, et que cette irritation est transmise à la rate par action réflexe.

M. Mosler, dans le but de vérifier la réalité de l'action de l'eau froide sur la rate, a expérimenté sur deux chiens (1). Dans ses expériences, il a administré une douche froide directement sur la rate et sur la paroi abdominale au niveau de cet organe, et il est amené à conclure que :

« 1° Le contact immédiat de l'eau froide avec la rate » produit une contraction visible de cet organe. Le degré » varie suivant la température de l'eau et la durée de son » application.

» 2° L'action de l'eau froide se manifeste encore, à un » moindre degré, sur la rate normale, à travers la paroi » abdominale ; plus fortement par la douche froide, auquel » cas il y a en même temps influence mécanique, que par la

(1) *Von Prof.* Fr. Mosler, *in Greisswald Virchow's Archiv*, T. 57, *févr.* 1873, p. 1-30.

» simple application de compresses froides ou de morceaux » de glace sur la région splénique; cette action est moindre » que l'influence qu'exerce la quinine sur la contraction de » la rate. »

L'expérience suivante a donné des résultats qui s'accordent avec ceux de M. Mosler, c'est-à-dire, des résultats peu importants, moindres que ceux qu'il a obtenus avec la quinine. Or, avec la quinine, M. Mosler a obtenu une diminution du grand diamètre de la rate de *un* centimètre seulement.

Expérience XX. — 12 mars 1872. — Chien vigoureux curarisé et soumis à la respiration artificielle pour une autre expérience.

A 4 heures, la tête de la rate est mise à découvert et placée sur un morceau de taffetas gommé qui recouvre la plaie abdominale et les viscères abdominaux.

Elle est rouge. A l'air (peut-être à la suite de l'excitation mécanique produite par les doigts), elle pâlit; sa surface se fronce. Cette modification dans l'aspect ne dure pas; elle disparaît avant que l'on puisse mesurer la rate et s'assurer qu'elle a diminué de volume.

A 4 heures 25 minutes, on laisse couler, de cinquante centimètres de hauteur environ, de l'eau sur la rate pendant trois minutes; la rate pâlit.

Petit diamètre = 55 millimètres.

A 4 heures 35 minutes :

Petit diamètre = 52 millimètres.

L'aspect de la rate n'a pas changé très-notablement; peut-être est-il d'un rouge plus foncé.

A 4 heures 45 minutes, même expérience, même résultat peu marqué.

Si l'on considère que dans nombre de cas, on observe une contraction évidente de la rate au moment où elle est exposée à l'air (exp. VIII, XVII, XIX, XL, XLI, XLII), que quelquefois cette contraction, toujours peu considérable, persiste ; qu'alors la rate, sans être rugueuse, reste rouge pâle; on reconnaîtra qu'il est bien difficile d'attribuer à un agent quelconque des propriétés *spéciales*, par rapport à la rate, quand ses effets ne sont pas plus prononcés que ceux qui viennent d'être notées.

9. *Contraction de la rate au moment de la mort, de la syncope, etc...*

Les expériences I, II, VIII, XXXIV, XXXVI, XXXIX, XL, établissent d'une manière irréfutable que la rate se contracte énergiquement au moment de la mort par asphyxie. Il en est de même des expériences XXI, XXII, XXIII.

Expérience XXI. — 7 juillet 1872. Sur un chien très-vigoureux, curarisé pour une autre expérience.

La rate est mise à découvert et sortie de l'abdomen à travers une longue ouverture faite suivant la ligne blanche. Il est 5 heures 10 minutes.

Cette rate volumineuse semble congestionnée, elle est de couleur bleu brunâtre foncé, lisse à la surface et de consistance molle.

Quelques secondes après qu'elle a été sortie de l'abdomen elle se chagrine légèrement, et, de molle qu'elle était, devient plus ferme, élastique.

A 5 heures 4 minutes, la respiration artificielle est interrompue. Le cœur continue de battre normalement.

A 5 heures 6 minutes, quelques intermittences se manifestent dans les battements du cœur. La rate se chagrine par toute sa surface, durcit, se ratatine *dans tous les sens*. On perçoit très-nettement la rétraction de l'organe en le tenant entre les doigts. En même temps la rate qui était bleu brunâtre devient jaunâtre, couleur feuille morte.

Les battements du cœur continuent, mais plus faibles et irréguliers. Ils cessent à 5 heures 10 minutes.

La rate est toujours ratatinée et dure.

Expérience XXII. — 4 février 1873. — Sur un chien de moyenne taille, curarisé pour une autre expérience, mais incomplétement, on met la rate à découvert. On constate qu'elle change d'aspect, se fronce en diminuant de volume, au moment où elle es doucement tirée hors de l'abdomen; ce changement de volume a lieu si rapidement, qu'il n'est pas possible de mesurer la rate avant sa production. Dans cet état froncé, la rate mesure :

Grand diamètre = 179 millimètres.

La respiration artificielle est interrompue. Les battements du cœur diminuent d'intensité ; ils sont faibles, la rate se chagrine et durcit sans se rétracter considérablement.

Les battements du cœur continuent pendant 12 minutes, mais en s'affaiblissant peu à peu. Ils deviennent intermittents, et alors la rate devient plus dure et ratatinée. Les battements cessent alors entièrement.

La rate mesure :

Grand diamètre = 163 millimètres.

Expérience XXIII. — 12 avril 1873. — Chien griffon très-vigoureux, de forte taille, curarisé et dont la moelle a été mise à découvert à la région cervicale supérieure (au niveau de la partie supérieure de la deuxième vertèbre cervicale) pour une autre expérience.

4 heures 55 minutes. Cessation de la respiration artificielle. Pendant quelques minutes, les mouvements du cœur persistent, mais plus faibles ; la rate devient chagrinée par plaques irrégulières. Le cœur continuant à battre, la rate devient peu à peu chagrinée par toute sa surface ; elle durcit. Les pulsations cardiaques diminuent. L'aspect chagriné de la rate augmente. En même temps cet organe devient très-dur et prend une teinte feuille morte.

Rate gonflée et molle :

Grand diamètre = 185 millimètres.

Rétractée et dure, après la mort :

Grand diamètre = 134 millimètres.

Toutes ces expériences, et particulièrement l'expérience I, démontrent de la manière la plus frappante que, chez les animaux curarisés et soumis à la respiration artificielle, la rate se contracte énergiquement quand on cesse cette respiration artificielle.

La contraction commence à se produire quelques instants après qu'on a interrompu la respiration artificielle, quand on constate l'intermittence et le ralentissement des mouvements du cœur : elle atteint alors progressivement et assez rapidement son maximum. En rétablissant la respiration artificielle, avant la cessation des mouvements du cœur, on voit la rate se gonfler peu à peu de nouveau, puis en interrompant encore une fois la respiration artificielle, on provoque une nouvelle rétraction de la rate.

J'ai observé la contraction de la rate au moment de la mort dans les circonstances les plus diverses, quand la rate avait conservé avec les centres nerveux ses rapports normaux, comme le prouvent les expériences XXIV, XXV, XXVI, XXXI.

Expérience XXIV. — 14 août 1872. Chien mâtiné de forte taille. Pour le curariser, on injecte dans la veine fémorale une petite quantité du poison. Presque aussitôt après cette injection, l'animal tombe dans la résolution. Les battements du cœur diminuent.

La rate est promptement mise à découvert.

Elle est dure, chagrinée, couleur chamois.

L'animal meurt.

Expérience XXV. — 25 octobre 1872. Sur un chien sacrifié pour une autre expérience, la rate est promptement mise à découvert : on la voit diminuer de volume, se ratatiner, devenir grenue, dure et prendre la couleur feuille morte.

Grand diamètre = 164 millimètres.

Une demi-heure après, elle est moins dure, moins rugueuse à la surface ; sa teinte n'a pas changé.

Grand diamètre = 160 millimètres.

Expérience XXVI. — 21 novembre 1872. — Jeune chien sacrifié à la suite d'expériences. Le thorax est ouvert, le cœur bat à peine. La rate est mise à découvert, elle est plus dure qu'à l'état normal, pâle, chagrinée.

Petit diamètre = 97 millimètres.

Une demi-heure après, elle semble plus chagrinée et un peu plus dure.

Grand diamètre = 94 millimètres.

Dans le cours de nombreuses expériences faites par M. Vulpian pour son cours de démonstration, j'ai constaté, au moment de la mort par syncope, par hémorrhagie ; lors de l'empoisonnement avec la fève de Calabar, la digitaline, l'inée, l'antiarine, la contraction rapide et énergique de la rate. A plusieurs reprises, il s'est produit dans ces cas une diminution de sept ou huit centimètres sur la longueur du grand diamètre de la rate.

Enfin le phénomène de la contraction énergique de la rate a été noté dans plusieurs expériences citées plus haut, au moment de la mort par section du point vital.

Cette contraction extrême de la rate au moment de la mort n'a pas lieu quand la rate est séparée des centres nerveux par section des nerfs grands splanchniques. Dans ce cas, en effet, comme le montre l'expérience XIX, la rate ne se rétracte pas après la cessation de la respiration artificielle; elle ne se contracte pas davantage chez un animal en état de strychnisme, quand ces mêmes nerfs sont coupés, ainsi qu'on le verra dans l'expérience XLIII.

Les expériences XXVII, XXVIII et XXIX vont maintenant établir que la rate se contracte d'une manière peu considérable quand la continuité du système nerveux bulbo-médullaire est interrompue par une section complète ou incomplète de la moelle épinière. Elles conduisent, comme les expériences rapportées plus haut dans ce chapitre, à attribuer à la région supérieure de la moelle épinière cervicale, et principalement au bulbe rachidien, la propriété de déterminer la contraction extrême, le durcissement, le ratatinement de la rate par un mécanisme dont l'explication sera donnée plus loin.

Expérience XXVII. — 19 novembre 1872. Chien sur lequel la section de la moelle cervicale a été pratiquée après éthérisation, pour une série d'expériences sur cette partie des centres nerveux.

Les battements du cœur sont faibles, rares.

Rate mise à découvert. Elle est noirâtre et se contracte, mais bientôt la diminution de volume s'arrête, et la rate au lieu de se ratatiner, de se rider, de durcir, reste mollasse; elle se creuse, se contracte par places. Autour des parties contractées, le reste de la surface de la rate garde son poli. Une demi-heure après, l'animal n'ayant plus le moindre battement du cœur, la rate est dans le même état.

Expérience XXVIII. — 11 décembre 1872. — Pour d'autres recherches, M. Vulpian a fait sur un chien mâtiné, de moyenne taille, la section de la moelle épinière, à l'exception des faisceaux postérieurs, à la partie supérieure de la région dorsale.

La rate mise à découvert ne paraît pas changer d'aspect. La respiration artificielle est interrompue. La rate reste quelques moments sans subir de modification appréciable. Le cœur continue à battre, mais faiblement ; la rate semble diminuer de volume et se froncer à la surface. Le cœur bat toujours très-faiblement, la rate se chagrine, mais lentement, puis devient dure. Le phénomène ne se produit pas aussi rapidement qu'on a pu le constater maintes fois.

Expérience XXIX. — 27 décembre 1872. — Chien sur lequel on a pratiqué la veille, pour une autre expérience, une hémisection de la moelle cervicale.

A 10 heures du matin, ce chien est mourant. La rate est mise à découvert. Elle se plisse manifestement au contact de l'air ; elle est d'un blanc grisâtre, avec des plaques rouge-brun qui font saillie au-dessus de la surface. Elle est dure, mais sans avoir cette consistance qui a été comparée à celle du bois, et que l'on a vue se produire à la suite de la piqûre du bulbe ou de l'électrisation du plexus splénique. Enfin les bords sont plissés, tandis que le reste de la surface de la rate prend un aspect finement grenu.

Grand diamètre = 144 millimètres.

A 5 heures 15 minutes du soir.

Grand diamètre = 138 millimètres.

La rate n'a pas été détachée de l'animal.

Une expérience avec une substance médicamenteuse, faite par M. Vulpian à son cours de démonstration, a été suivie, en ce qui touche la rate, d'un résultat à peu près semblable à celui que l'on observe après la section de la moelle.

Il s'agit d'un chien empoisonné avec de la morphine. Au moment de la mort, la rate est restée bleuâtre, gorgée de sang, à peu près lisse. Observée plus d'un quart d'heure après la mort, et non séparée de l'animal, elle avait conservé cet aspect. La morphine avait vraisemblablement, dans ce cas, aboli ou considérablement affaibli la réflectivité de la moelle, après l'avoir exaltée, et c'est à cette influence de la morphine sur les fonctions réflexes de la moelle qu'il faut attribuer sans doute le résultat en question.

Il semble donc bien démontré que, dans l'état physiologique, la rate se contracte fortement au moment de la mort.

On a déjà constaté qu'elle garde le volume qu'elle a pris à ce moment, par le fait de la contraction, bien qu'elle devienne molle et perde son aspect rugueux. Les deux expériences XXX et XXXI le prouvent à nouveau.

Expérience XXX. — 27 juin 1872. — Sur un chien qui vient d'être tué pour une autre expérience, la rate est promptement mise à nu, à 3 heures 20 minutes. Elle est pâle, plissée sur les bords, dans tout son pourtour, finement chagrinée et dure presque comme du bois.

Grand diamètre = 152 millimètres.
Petit — = 60 —

A 3 heures 30 minutes, ces dimensions n'ont pas varié. La rate est toujours dure, mais moins que précédemment. A la surface, on voit trois saillies de la grosseur d'un pois, de couleur rouge foncé.

Expérience XXXI. — 25 mars 1873. Chien mâtiné vigoureux.

3 heures 30 minutes, éthérisé.

3 heures 35 minutes, engourdissement, intermittence du pouls. Cessation de l'éthérisation et ouverture immédiate de l'abdomen. La rate est dure, ratatinée.

Diminution des battements du pouls qui s'affaiblissent, l'animal est entièrement détaché. Mouvements respiratoires spontanés disparus. On essaie de provoquer le retour de la respiration en produisant, par la pression du thorax, des mouvements respiratoires artificiels, mais en vain, les battements du cœur s'affaiblissent, puis cessent.

3 heures 50 minutes. La rate est toujours chagrinée, mais sa consistance a changé, elle est molle au lieu d'être dure comme du bois.

Stinstra (1) a déjà démontré que la rate peut se contracter encore, un certain temps après la mort, même

(1) Stinstra (*loco citato*).

quand elle a été excisée et qu'elle est vide de sang, sous l'influence du courant électrique d'un appareil à rotation. Les deux expériences XXXII et XXXIII démontrent de nouveau, dans des conditions intéressantes, que la rate conserve, un certain temps après la mort, la propriété de se contracter.

Expérience XXXII. — 18 juin 1872. — Sur un chien sacrifié dans une autre expérience, la rate est mise à découvert un quart d'heure après la mort. Elle revient manifestement sur elle-même, et sa surface, qui était lisse au moment de l'exposition à l'air, prend un aspect chagriné dans toute son étendue.

L'électrisation avec la pince de Pulvermacher et l'appareil de Siemens et Halske déterminent la production de plaques d'un aspect un peu plus chagriné autour du point d'application des électrodes.

De l'eau, légèrement acidulée avec l'acide sulfurique, étendue sur la rate augmente l'aspect chagriné et détermine à la surface de l'organe la production de points turgescents.

Expérience XXXIII. — 20 juin 1872. Sur un chien empoisonné avec l'inée, la rate est examinée un quart d'heure après la mort. Elle se chagrine légèrement à la surface au contact de l'air. On électrise la surface de la rate avec l'appareil de Siemens. Autour du point d'application des électrodes, dans une étendue de deux centimètres environ, l'aspect chagriné augmente et la surface de la rate se déprime.

Le point capital à faire ressortir ici, c'est que la rate excisée conserve un certain temps ses propriétés contractiles, comme les muscles de la vie de relation. Si donc la rate ne se contracte pas au moment de la mort, quand elle ne communique plus avec les centres bulbaire et médullaire, il ne faut pas conclure qu'elle a perdu, par le fait de la mort, ses propriétés contractiles.

Le moment où se produit la rétraction de la rate, que l'animal meure ou revienne à la vie (comme dans le cas de syncope ou de rétablissement de la respiration artificielle), correspond à celui où l'on perçoit des intermittences dans les battements du cœur. On peut donc se demander si le fait de la rétraction de la rate n'est pas dû à un arrêt acci dentel de la circulation dans la rate. Pour me renseigner sur ce point, j'ai, à différentes reprises, disséqué avec le plus grand soin le plexus liénique, dans une longueur de deux centimètres environ. J'ai pris ensuite sur un gros fil l'artère splénique isolée de ses nerfs, et essayé de reproduire les intermittences dans la circulation de la rate, en serrant l'artère splénique avec le fil, pendant un temps plus ou moins prolongé, et la desserrant subitement.

Je n'ai jamais pu, par ce moyen, produire de modification dans la rate.

On sait, comme le montre l'expérience XVI, que la galvanisation du bout inférieur du pneumogastrique sectionné au cou cause un arrêt momentané puis un affaiblissement des battements du cœur. Or, dans l'expérience XVI et d'autres semblables il est noté que, dans ces conditions, la rate s'est peu ou ne s'est pas contractée.

D'ailleurs, si la rétraction de la rate au moment de la mort était due à une cause de ce genre, elle se produirait aussi bien après la section transversale de la moelle que lorsque cet organe est intact; or, on vient de voir que la section transversale de la moelle est un obstacle à la contraction extrême de la rate. On peut en dire autant des splanchniques, dont la section empêche la contraction de la rate au moment de la mort.

L'interruption de la circulation dans la rate n'est donc pas la cause de la contraction finale de cet organe.

Ce fait n'est pas non plus le résultat d'un simple phénomène d'élasticité, car la section des nerfs splanchniques, de la moelle, n'y mettrait aucun obstacle. Il n'y a évidemment pas à penser davantage à un phénomène de rigidité cadavérique; tous les caractères du phénomène, sa production presque immédiatement après la cessation des mouvements respiratoires, et la possibilité de la faire cesser en ranimant la respiration, la persistance de la contractilité de la rate après la mort, empêchent même de discuter une pareille hypothèse.

Il semble donc que la cause de la contraction avec durcissement de la rate au moment de la mort doit être cherchée dans une influence nerveuse résidant dans le centre bulbo-médullaire, et probablement dans le bulbe rachidien surtout.

De quelle nature est cette cause? Ce n'est pas une paralysie, puisque la rate ne se contracte pas quand elle ne communique plus avec ces centres nerveux. C'est donc une excitation.

Mais quelle est la nature de cette excitation?

Que se passe-t-il, au moment de la mort, dans le bulbe et dans la moelle? Par suite de l'intermittence et du ralentissement de la circulation, le centre bulbo-médullaire est dans l'état d'ischémie. Or, l'ischémie produit l'excitation, l'éréthisme des centres nerveux. Il est donc naturel de rattacher le phénomène de la contraction énergique de la rate, au moment de la mort, à l'excitation, par ischémie, de la moelle et du bulbe rachidien.

La rate n'est pas, on le sait, le seul organe de l'économie qui présente des phénomènes de contraction au moment de la mort. Dans son cours de *Pathologie expérimentale* de 1873, M. Vulpian avait cherché à expliquer par le mécanisme dont nous parlons les contractions qui se produisent, quelques instants après la mort, dans l'estomac, les intestins, les artères, etc.

M. Vulpian a encore pensé qu'on pouvait donner une autre explication du mécanisme des contractions qui se produisent dans ces divers organes, au moment de la mort, ou quelques instants après la mort.

Supposons que, pendant la vie, le grand sympathique (ganglions et nerfs) soit dans un état d'activité continue, par suite duquel il tend à exciter la contraction de tous les éléments musculaires soumis à son influence : on pourrait admettre que le bulbe rachidien exerce sur le sympathique une action modératrice, qui enchaîne en partie l'activité de ce système nerveux, de telle sorte que les fibres musculaires innervées par des fibres nerveuses sympathiques, seraient pendant la vie, dans un état de contraction moyenne. Que le bulbe rachidien soit séparé de la moelle, le sympathique soustrait à l'action modératrice du bulbe rachidien déploiera toute son activité, au moins pendant un certain temps, et les organes à fibres musculaires qu'il innerve se contracteront avec force.

Quant au trajet que suit l'excitation, au moment de la mort, pour se transmettre à la rate, il est le même que celui qui a été indiqué à propos de l'excitation du bulbe par galvanisation du bout central du nerf pneumo-gastrique.

L'excitation, partie du bulbe et de la moelle, passe par les nerfs grands splanchniques, par le ganglion semi-lunaire, et par le nerf splénique qui la transmet à la rate.

Cette donnée expérimentale, la rétraction de la rate au moment de la mort, ne paraît pas avoir été mise en évidence par la percussion. M. Piorry ayant mesuré la rate avec le plessimètre, sur un très-grand nombre de cadavres et sur le vivant, a trouvé à cet organe « la même dimension » dans l'un et l'autre cas. « La rate, dit-il, au » moment de la mort, ne se gonfle donc pas par l'agonie » autant qu'on serait porté à le supposer d'après la nature » spongieuse de ce viscère (1). » Il résulte en effet, comme il vient d'être dit, de nombreuses expériences, que la rate se contracte fortement au moment de la mort.

Des faits cliniques viennent confirmer les faits physiologiques. Je citerai seulement les suivants.

(1 Piorry, *De la Percussion...*, 1828.

D'après Imans (1), on trouve la rate dure et rugeuse sur les cadavres des individus qui ont succombé dans la période algide du choléra asiatique. Rochard (2) a vu la rate considérablement diminuée de volume chez des individus morts de fièvre intermittente pernicieuse.

(1) Imans, *cité par Stinstra, loco citato.*

(2) *Union médicale,* 10 *Février* 1852.

III

HISTORIQUE DES RECHERCHES EXPÉRIMENTALES RELATIVES A L'ACTION PHYSIOLOGIQUE DE LA QUININE SUR LA RATE.

Les premières expériences physiologiques entreprises dans le but de démontrer l'action de la quinine sur la rate saine ont été faites par M. Pagès, interne de M. Piorry, en 1846. Elles furent communiquées par M. Piorry à l'Académie de médecine, à l'appui de sa théorie concernant l'action rapide de la quinine sur la rate congestionnée des fébricitants.

Voici la partie du rapport de M. Piorry à l'Académie qui renferme ces expériences. Elle est extraite des *Archives générales de Médecine*, 4e série, 1847, p. 130.

« Au sujet de la communication de M. Audouard, » M. Piorry a entretenu l'Académie d'expériences qui ont » été faites sur des animaux vivants par M. Pagès, interne » de son service, expériences tendant à prouver la *diminution* » *instantanée de la rate, sous l'influence de l'alcoolé de qui-* » *nine.* Dans une première expérience, faite sur un chien » bien portant, la rate mise à nu était oblongue, dirigée » transversalement, large de 20 c. transversalement, et » longue de 6 ; une injection d'une solution d'alcoolé de qui- » nine (eau-de-vie 10 grammes quinine 1 gramme), faite » par la veine jugulaire, a déterminé, peut-être une seconde » après, une diminution de la rate dans tous les sens, un » recoquillement des bords de cet organe, de telle sorte que » de convexe en avant, elle est devenue plane ; en même

» temps perte de poli, aspect rugueux et ridé comme dans » la chair de poule; durcissement considérable de son tissu, » et diminution de ses diamètres (14 cent. sur 5). Chez un » second animal, chez lequel la rate avait été également » mise à nu, on a vu, quelques instants après l'injection d'al- » coolé de quinine dans l'estomac, la surface de la rate se » hérisser de nombreuses papilles, devenir aride, c'est-à-dire » perdre un peu de cette humidité qui la lubréfiait avant » l'injection, son tissu se durcir d'une manière notable sous » le doigt; toutefois, quoique cet organe eût un peu diminué » de convexité et d'épaisseur, ses diamètres mesurés avant » et après l'expérience, n'avaient pas changé d'une manière » notable. Chez un troisième chien, la rate, présentant les » mêmes phénomènes que nous venons de rappeler, a des- » cendu de 180 millimètres à 162 pour sa longueur, et de 36 » à 31 pour sa largeur. Enfin, la quatrième expérience, la » plus concluante de toutes, est la suivante : une injection a » été faite avec de l'eau pure dans la veine jugulaire, et il » n'en est résulté aucun changement dans l'aspect extérieur » de la rate, si ce n'est que le diamètre transversal a aug- » menté de 6 millimètres : une injection d'alcool étendue de » moitié d'eau a déterminé un aspect un peu rugueux de la » rate et sans modification notable dans aucun de ses dia- » mètres; alors on a injecté de l'alcoolé de quinine, et aussi- » tôt la rate s'est ridée, hérissée, couverte d'aspérités nom- » breuses et a perdu son poli; en même temps les bords se » sont recoquillés; de telle sorte que, de convexe qu'elle » était auparavant dans le sens de sa longueur et de sa lar- » geur, non-seulement elle est devenue plane, mais encore » elle a présenté une concavité sensible dans le sens de sa » longueur ; elle avait absolument le même aspect que si elle » eût été exposée au feu : son tissu était durci d'une manière » très-sensible, et cependant ses diamètres n'avaient pas » très-sensiblement varié; le diamètre vertical était le

» même, le diamètre transversal seul était réduit de 60 à » 40 millimètres. »

Il faut ajouter que l'on avait étudié préalablement l'action de l'air sur la rate mise à nu et constaté qu'elle était nulle.

Dans deux de ces expériences, une injection d'alcoolé de quinine a été faite dans l'estomac d'un chien (deuxième et troisième chien). Chez le deuxième chien la rate a perdu son humidité au *bout de quelques instants*, elle s'est *peu à peu* durcie ; elle a diminué d'épaisseur, mais ses diamètres n'ont pas diminué d'une manière notable. N'est-il pas vrai qu'il y a loin de ces résultats à ceux constatés sur la rate de l'homme avec le plessimètre, au bout de 40 secondes ? Si les résultats observés sur la rate ne sont vraiment pas dus à l'action de l'air, au dessèchement, rien ne prouve qu'ils ne sont pas dus à l'action de l'eau-de-vie qui a servi de véhicule à la quinine. La diminution de deux centimètres obtenue sur le troisième chien est remarquable, mais les mêmes objections peuvent être faites à cette expérience comme à la précédente.

Dans les deux autres expériences (premier et quatrième chien), une injection d'alcoolé de quinine a été faite par la veine jugulaire. Or, l'alcool a la propriété de précipiter, de coaguler l'albumine du sang. Il en résulte qu'il peut se former à l'instant, pour ainsi dire, dans les vaisseaux ou dans le cœur, des bouchons albumineux qui ont pour effet d'entraver la circulation et d'entraîner des accidents emboliques variés. Rien ne prouve que ces accidents très-graves, qui peuvent porter sur les centres nerveux, et causer presque immédiatement la mort, rien ne prouve qu'ils ne provoquent pas par eux-mêmes les contractions énergiques observées par M. Pagès, et attribuées par lui et par M. Piorry à une action spéciale de la quinine. Ces expériences doivent donc être reproduites dans d'autres conditions avant qu'il soit possible d'en faire découler les conclusions qu'en tire M. Piorry. Telles qu'elles viennent d'être rapportées, elles ne me paraissent pas convaincantes, comme elles le paraissent à M. Briquet, à M. Sappey, à M. Gubler.

Dans le cours de la discussion qui s'engagea à l'Académie, les contradicteurs de M. Piorry opposèrent, aux résultats expérimentaux de M. Pagès, les résultats obtenus par Magendie.

Magendie, dans ses expériences, ne constata pas de con traction de la rate à la suite de l'administration de la quinine; il obtint au contraire de violentes contractions de cet organe après l'avoir saupoudré avec une petite quantité de strychnine (1).

Dans son traité de physiologie, P. Bérard dit à ce sujet : « Je tiens de M. Bernard que des expériences comparatives, faites en sa présence par M. Magendie, sur le sulfate de quinine et la strychnine, ont donné un résultat *négatif* pour la première, et *positif* pour la seconde (2). »

De l'ensemble de ces expériences il résulte que la quinine, loin d'avoir la propriété spéciale de déterminer la contraction de la rate, est beaucoup moins active que la strychnine pour provoquer ce phénomène physiologique.

Quelques années plus tard, Küchenmeister expérimenta l'influence du sulfate de quinine sur la rate des lapins. Après avoir d'abord, en partie seulement, mis la rate à découvert, il administra la quinine et constata que cet organe ne diminue pas sensiblement de volume, probablement, dit-il, parce que chez les lapins les fibres organiques

(1) *Discours de* M. Rochoux, *Gaz. méd.*, 1847, p. 59.

(2) Bérard, Cours de physiologie, T. II, p. 529, Paris, 1849.

Nota. — Les auteurs qui ont cité ces expériences de Magendie, n'ont pas indiqué l'endroit où elles auraient été publiées, et je ne les ai pas trouvées dans les publications de Magendie que j'ai consultées.

de la capsule de la rate manquent. Il n'a également obtenu aucun résultat chez les veaux et les moutons, parce que, d'après lui, il est difficile de mettre ces animaux dans l'état de jeûne. Chez les porcs, les expériences ont mieux réussi. Si on les fait jeûner d'abord, et qu'on leur donne ensuite la quinine à forte dose, la rate se contracte beaucoup. D'où il résulte qu'il faut administrer autant que possible la quinine à jeun. La rate contractée ainsi ne perd pas le pouvoir de s'étendre de nouveau (1).

En 1859, dans sa thèse inaugurale, Stinstra publie le résultat de ses recherches concernant l'action de la quinine sur la rate (2), recherches auxquelles il est conduit par l'étude des conditions diverses dans lesquelles se produit la contraction de cet organe, par exemple, sous l'influence de l'empoisonnement avec la strychine, de la galvanisation. Il sera question plus loin des contractions de la rate produites par la strychnine, celles qui sont produites par l'électricité ont été étudiées dans le chapitre précédent : voici maintenant les deux expériences de Stinstra, sur lesquelles plusieurs auteurs, parmi lesquels Longet (3), se fondent pour rejeter les conclusions de M. Piorry.

Dans une première expérience, Stinstra a procédé par injection de 80 centigrammes de sulfate de quinine, en solution alcoolique, dans « une branche de la veine mé- » sentérique supérieure. » Dans une deuxième expérience, la quantité de sulfate de quinine en solution alcoolique injectée dans la même veine est de 1 gramme 30. Les deux expériences, faites sur des chiens, ont duré de une heure à une heure et demie. Stinstra, dans ces conditions, n'a pas observé de contraction de la rate, mais il a observé l'action « desséchante » de l'air sur cet organe,

(1) *Schmidt's Jahrgang*, 1851, p. 13.
(2) Stinstra, *loco citato*, Leyde, 1859, p. 146.
(3) Longet, *loco citato*.

et l'aspect contracté qu'il prend dans les parties desséchées.

Les expériences terminées, Stinstra a disséqué les veines mésentériques et la veine liénale, et il les a trouvées obstruées. Ce résultat constaté par la nécropsie, et dû évidemment à l'injection d'alcoolé de quinine, indique aux expérimentateurs la nécessité d'injecter autrement la quinine pour en déterminer l'absorption dans l'économie et en étudier les effets.

En résumé, les expériences de Stinstra ne prouvent guère que la quinine n'agit pas sur la rate, pas plus qu'elle ne prouve le contraire, car l'obstruction des vaisseaux causée par le liquide injecté a mis obstacle à l'entrée de la quinine dans le torrent circulatoire et rendu à peu près impossible toute action de cette substance sur la rate.

M. Mosler (1), enfin, a, dans ces dernières années, recherché expérimentalement l'action de la quinine, injectée dans le tissu cellulaire sous-cutané, sur la rate du chien. Deux heures après l'injection, la rate avait éprouvé une réduction de volume de un centimètre.

Ce résultat expérimental est bien loin de prouver l'action, pour ainsi dire immédiate, de la quinine sur la rate après l'injection de ce médicament dans l'estomac. On peut en conclure que la quinine agit peu sur la rate, après son absorption, mais il n'indique rien relativement à la doctrine de M. Piorry. On s'est donc trop hâté d'attribuer à la quinine une action propre sur la rate, et cette question, au point de vue expérimental, est, à mon sens, encore à étudier.

(1) Mosler, *Pathologie der Leukæmie*. Berlin, 1872, p. 451.

IV

Recherches expérimentales relatives a l'action physiologique de la quinine et de quelques autres substances sur la rate.

Une première série d'expériences a consisté dans l'injection intra-stomacale de sels de quinine neutres ou acides et d'acide acétique.

Dans une seconde série, on a injecté dans le tissu cellulaire sous-cutané quelques-unes des substances auxquelles on attribue la propriété de provoquer la contraction de la rate.

Je vais rapporter successivement chacune de ces expériences, et examiner, au fur et à mesure, quelles conclusions il en faut tirer.

1°. — *Action de la quinine et de l'acide acétique.*

Expérience XXXIV. — 10 août 1872. — Chien barbet mâtiné de moyenne taille, curarisé et soumis à la respiration artificielle à 2 heures 25 minutes.

2 heures 50 minutes. — La rate est mise à découvert; elle est rouge, molle et lisse. Les diamètres sont mesurés.

Grand diamètre = 196 millimètres.
Petit — = 53 —

3 heures 5 minutes. — *Le nerf grand splanchnique* du côté gauche est pris sur un fil sans être lié. Les organes étant remis en place, on laisse reposer l'animal.

3 heures 15 minutes. — Rate mise à découvert.

Grand diamètre = 195 millimètres.
Petit — = 55 —

On excite alors le nerf grand splanchnique. Aussitôt on voit la rate se ratatiner, durcir et prendre un aspect rouge chagriné, excepté à l'extrémité de la queue, qui reste molle et lisse.

Grand diamètre = 155 millimètres.
Petit — = 49 —

3 heures 25 minutes.

Grand diamètre = 193 millimètres.
Petit — = 54 —

Le rate a été recouverte par l'épiploon pendant l'intervalle qui a séparé ces deux mensurations.

A 3 heures 30 minutes, on injecte dans l'estomac *un gramme de sulfate de quinine,* en solution dans 30 grammes d'eau acidulée avec l'acide sulfurique.

Au moment où est faite cette injection, on n'observe pas de modification de la rate.

Cet organe est recouvert.

A 3 heures 45 minutes, la rate mesure :

Grand diamètre = 189 millimètres.
Petit — = 52 —

A 3 heures 47 minutes, *deuxième électrisation* du nerf grand splanchnique. Même résultat que lors de la première électrisation.

Le grand diamètre diminue de 4 centimètres.

A 4 heures, *troisième électrisation* du même nerf, suivie exactement du même résultat.

A 4 heures 10 minutes, *quatrième électrisation* de ce nerf; même résultat.

A 4 heures 15 minutes. La rate est recouverte.

A 4 heures 19 minutes. La rate mesure :

Grand diamètre = 186 millimètres.

On interrompt la respiration artificielle. Les battements de cœur diminuent; aussitôt la rate se ratatine, durcit et devient grenue à sa surface.

Grand diamètre = 145 millimètres.
Petit — = 47 —

On compte encore 79 battements du cœur.

A 4 heures 21 minutes. La rate est ratatinée *dans toute son étendue.*

A 4 heures 23 minutes. Le cœur bat 50 fois et faiblement.

A 4 heures 25 minutes. Mort. Pas de modification de la rate.

Cette expérience prouve que l'injection de sulfate de quinine dans l'estomac ne détermine pas la contraction de la rate au bout de 40 secondes, ou au bout de quelques minutes, alors que cet organe possède manifestement la propriété de se contracter sous l'influence de l'excitation du nerf grand splanchnique et au moment de la mort.

Expérience XXXV. — 28 Août 1872. — Chien mâtiné, de moyenne taille, non curarisé.

A 2 heures 40 minutes, la rate mise à découvert est de couleur rose, lisse, demi-molle.

Grand diamètre = 139 millimètres.
Petit — = 51 —

On injecte dans l'estomac une solution acide contenant 1 *gr.* 50 *de sulfate de quinine.* On n'observe pas, au moment de l'injection, de modification dans l'aspect de la rate.

A 2 heures 50 minutes, la rate est bleu-noirâtre, non ratatinée. On la remet en place.

Grand diamètre = 135 millimètres.
Petit — = 49 —

A 2 heures 55 minutes. — Rate découverte. L'animal fait de violents efforts de vomissements; l'estomac est distendu considérablement par des gaz. La rate se ratatine fortement, devient chagrinée, etc.. On ponctionne l'estomac.

3 heures. — La rate est en partie ramollie. Nouveaux efforts de vomissement, syncope, distension de l'estomac par des gaz. Rétraction énergique de la rate avec durcissement, etc.

Ponction de l'estomac.

A 3 heures 20 minutes, la rate est devenue molle, lisse, et paraît avoir repris son volume.

Grand diamètre = 138 millimètres.
Petit — = 49 —

A 3 heures 20 minutes. — Vomissements, syncope, pneumatose stomacale, puis rétraction considérable de la rate. La syncope, les vomissements, la pneumatose cessent; la rétraction, la dureté de la rate disparaissent.

A 3 heures 25 minutes, section du nœud vital. Ratatinement de la rate; durcissement, amincissement de cet organe qui devient couleur feuille morte.

Grand diamètre = 127 millimètres.
Petit — = 47 —

A 3 heures 45 minutes. La rate est molle (restée sur l'animal).

Grand diamètre = 142 millimètres.

Petit — = 47 —

Dans cette expérience la rate ne s'est pas contractée quarante secondes après l'injection de sulfate de quinine dans l'estomac. Elle s'est contractée cinq minutes après cette injection pendant la pneumatose stomacale, les efforts de vomissement et la syncope. Puis à deux reprises elle s'est encore contractée pendant la production de ces mêmes phénomènes, mais dans l'intervalle elle a repris son aspect normal. Ce résultat ne peut pas être attribué à l'influence de la quinine. En effet, il s'est produit dans diverses expériences au moment de l'apparition des mêmes phénomènes, chez des animaux qui n'étaient sous l'influence d'aucun agent toxique ou médicamenteux, et l'expérience XXXVII sera une preuve des plus frappantes que des agents, autres que la quinine, injectés dans l'estomac, provoquent la pneumatose stomacale, les efforts de vomissement et la contraction de la rate qui les accompagne.

Mais quelle serait l'action du chlorhydrate de quinine administré comme le sulfate de quinine vient de l'être? L'expérience XXXVI a pour but de rechercher cette action.

Expérience XXXVI. — 25 Juillet 1873. — Chien vigoureux de moyenne taille, curarisé et soumis à la respiration artificielle.

4 heures 21 minutes. On compte 84 pulsations par minute avec quelques intermittences de courte durée.

La rate est mise à découvert. Elle est dure, bleuâtre avec une teinte blanchâtre superficielle, finement grenue, amincie sur les bords.

Grand diamètre = 178 millimètres.

Petit — = 45 —

On procède à plusieurs ligatures d'artères. L'animal a des mouvements spontanés. On lui injecte une nouvelle dose de curare.

4 heures 56 minutes. La rate est rouge violacée, ses bords sont arrondis, elle est lisse, mais elle devient finement chagrinée à la surface au contact de l'air et semble se rétracter pendant que l'on mesure ses dimensions.

Grand diamètre = 190 millimètres.

4 heures 59 minutes.

Grand diamètre = 205 millimètres.
Petit — = 45 —

5 heures. Injection dans l'estomac de *un gramme cinquante centigrammes* de chlorhydrate *neutre* de quinine en solution dans 200 grammes d'eau.

Aussitôt après avoir fait cette injection la rate est mesurée.

Grand diamètre = 206 millimètres.
Petit — = 44 —

Pendant que l'on prend ces mesures, la couleur de la rate devient moins foncée et offre un aspect légèrement grenu. Cependant on ne trouve qu'une diminution de deux millimètres dans la longueur du plus grand diamètre (204 millimètres).

5 heures 20 minutes. La rate est doucement tirée au dehors; elle devient grenue. On la laisse exposée à l'air, l'aspect grenu ne paraît pas augmenter.

5 heures 30 minutes. Section du nerf médian droit. La rate prend un aspect chagriné et se rétracte un peu.

Grand diamètre = 185 millimètres.
Petit — = 46 —

5 heures 35 minutes. Excitation électrique du bout central du nerf médian. L'aspect ratatiné de la rate augmente ; la rate devient dure.

Grand diamètre = 164 millimètres.

On la laisse reprendre son aspect lisse et son volume, puis *une deuxième fois* on produit une rétraction notable en excitant le bout central du nerf médian.

Une *troisième galvanisation* quelques minutes plus tard donne le même résultat.

A 6 heures. La rate est rouge-brun, lisse à la surface. On cesse la respiration artificielle. Au bout de quelques instants les battements du cœur deviennent intermittents. La rate se contracte, revient sur elle-même, devient grenue, dure, couleur feuille morte. L'animal meurt.

Grand diamètre = 145 millimètres.
Petit — = 37 —

Le lendemain 26 juillet, les dimensions de la rate sont les mêmes, la couleur est la même, mais la surface de cet organe est polie au lieu d'être grenue.

D'après cette expérience, le chlorhydrate de quinine, injecté dans l'estomac, n'aurait pas sur la contraction de la rate, au bout de quarante secondes, et même au bout de plusieurs minutes, plus d'action que le sulfate de quinine.

Expérience XXXVII. — 6 septembre 1872. — Chien terrier mâtiné pesant 7 kilogrammes. Ethérisé.

2 heures 55 minutes. Rate à découvert (2 incisions). Elle est rose et se fronce légèrement à la surface en même temps qu'elle pâlit rapidement.

Grand diamètre = 207 millimètres.
Petit — = 70 —

Injection dans l'estomac d'*acide acétique*, 10 *grammes*, dans partie égale d'eau.

Presque aussitôt la rate se chagrine, mais sans se contracter fortement, garde sa couleur rose pâle et paraît diminuer de volume. La rate est aussitôt mesurée : il est 3 heures 15 minutes.

Grand diamètre = 194 millimètres.
Petit — = 69 —

Rate recouverte par le mésentère.

3 heures 12 minutes. Rate découverte; elle est rosée, elle se fronce à la surface sans présenter l'aspect chagriné, granuleux. Mesurée à l'instant.

Grand diamètre = 202 millimètres.

La rate perd son aspect chagriné et sa surface reprend l'aspect lisse avant que l'on ait le temps de mesurer son petit diamètre.

Quand on touche la plaie de la paroi abdominale, on voit la surface de la rate prendre un aspect chagriné qui disparaît avant qu'on puisse mesurer l'organe.

Rate recouverte.

L'animal se réveille. La rate découverte est légèrement chagrinée.

Grand diamètre = 190 millimètres.
Petit — = 65 —

Deuxième éthérisation.

La rate est laissée à nu et mesurée.

1° Grand diamètre = 172 millimètres.
Petit — = 65 —
2° Grand diamètre = 173 millimètres.
Petit — = 60 —

Depuis la seconde éthérisation on s'occupe à mettre à nu le grand splanchnique. Pendant ce temps, la rate ayant présenté des modifications dans sa *physionomie,* on a essayé de saisir ce que ces modifications produisaient sur nos points de repère, de chercher si elles se traduisaient par des changements dans le volume de l'organe. Lors de la seconde mesure, l'aspect chagriné avait augmenté, l'estomac s'était ballonné, l'animal avait eu des nausées. Une ponction de l'estomac a fait disparaître ces accidents.

On attend en vain que la rate ait repris son aspect absolument uni, elle demeure chagrinée et légèrement durcie, un peu plus consistante.

Irritation du grand splanchnique ; l'organe se contracte rapidement, se ratatine, se ramasse (comme en se traînant) ainsi qu'on l'a décrit, plus haut.

Grand diamètre = 151 millimètres.
Petit — = 56 —

La rate est recouverte.

Découverte au bout de 10 minutes elle mesure :

Grand diamètre = 175 millimètres.
Petit — = 54 —

Section du nœud vital, l'organe se contracte comme on le sait :

Grand diamètre = 151 millimètres.
Petit — = 56 —

On voit dans cette expérience la rate se contracter sans diminuer beaucoup de volume presque aussitôt après l'injection d'acide acétique dans l'estomac. Faut-il attribuer ce résultat à une action directe de l'acide acétique sur la rate? Je ne le pense pas. Il semble plus probable que l'acide acétique agit sur les terminaisons du pneumogastrique et détermine par action réflexe (passant par les branches nerveuses rachidiennes) la contraction de la rate.

Il semble juste d'admettre que la contraction considérable de la rate, qui accompagne la pneumatose stomacale et les vomissements, est produite par un mécanisme analogue. Cette corrélation de phénomènes explique, comme je l'ai dit, la contraction de la rate et la dilatation de l'estomac constatées par M. Piorry et par M. Gouraud, à la suite d'ingestion de certains liquides.

La quinine introduite dans la circulation par injection sous cutanée, produira-t-elle des modifications dans le volume de la rate? C'est ce que les expériences XXXVIII, XXXIX et XL, ont pour but de rechercher.

Expérience XXXVIII. — 3 juillet 1872. — Chien terrier de moyenne taille. — Ethérisation.

3 heures 15 minutes. — Ouverture de l'abdomen.

La rate se présente recouverte incomplètement par un feuillet de l'épiploon, qui est enlevé. La queue de cet organe est enroulée sur elle-même à son extrémité.

Grand diamètre = 169 millimètres.
Petit — = 74 —

La rate devient granuleuse, légèrement chagrinée; elle est remise sous les téguments réunis avec des serre-fines.

4 heures. Injection, dans le tissu cellulaire sous-cutané (cuisses, région thoracique), de : *sulfate de quinine, un gramme*; eau, trente grammes; acide sulfurique, q. s.

4 heures 10 minutes. Pouls petit, faible, rapide, impossible à compter, irrégulier.

4 heures 40 minutes. Pas de modification dans le volume de la rate.

5 heures 30 minutes. Même état du pouls. Depuis 4 heures 10 minutes, à trois reprises, l'animal a présenté un léger tremblement convulsif général de peu de durée.

Rate découverte et mesurée.

Grand diamètre = 161 millimètres.
Petit — = 68 —

Pas de modification dans l'aspect, sauf une coloration un peu moins foncée. Peut-être cet organe est-il plus dur qu'à l'état normal?

Dans cette expérience, on n'a pas observé de modification notable dans le volume de la rate, une heure et demie après l'injection sous cutanée du sulfate de quinine.

Expérience XXXIX. — 5 juillet 1872. — Chien mâtiné de moyenne taille, curarisé.

2 heures 35 minutes. — Respiration artificielle.

3 heures. — Ouverture de l'abdomen. La rate est mesurée et laissée au contact de l'air.

Grand diamètre = 252 millimètres.
Petit — = 92 —

La rate prend par toute sa surface un aspect finement grenu, chagriné, à mesure qu'elle se dessèche.

3 heures 25 minutes. — Injection dans le tissu cellulaire sous cutanée de : *un gramme de sulfate acide de quinine* en dissolution dans l'eau.

3 heures 35 minutes. — Pouls 128. La rate, toujours exposée à l'air, est plissée, rétractée, excavée par plaques.

Sur une de ces plaques, on verse de l'eau, et la rate reprend peu à peu son aspect et sa forme lisse à l'endroit imbibé d'eau.

L'organe est recouvert par les téguments.

3 heures 50 minutes. — Rate mise à découvert. Les parties excavées ont repris leur forme; elles présentent une coloration rouge brique qui tranche avec la coloration brune du reste de l'organe.

Une partie, grande environ de deux centimètres carrés, accidentellement laissée au contact de l'air, est plissée et excavée.

La rate est autant que possible recouverte par les téguments.

4 heures. La rate est découverte et mesurée.

Grand diamètre = 247 millimètres.

Il a diminué de cinq millimètres.

Le petit diamètre n'a pas varié. Tout l'organe a l'aspect congestionné.

4 heures 25 minutes. La respiration artificielle est interrompue. Quelques instants après, à peine une minute, les battements du cœur diminuent. La rate présente des contractions fibrillaires dans divers points de sa surface. Presque aussitôt, elle diminue de volume, surtout dans le sens de son plus grand diamètre, se rétracte dans ce sens, et se plisse. Elle offre un aspect rugueux et noirâtre.

Grand diamètre = 163 millimètres.
Petit — = 79 —

La respiration artificielle est rétablie, les pulsations cardiaques reparaissent, la rate se gonfle, et peu à peu reprend son aspect lisse et sa coloration normale.

L'organe est pour la troisième fois recouvert par les parois abdominales; il mesure :

Grand diamètre = 221 millimètres.
Petit — = 89 —

4 heures 35 minutes. Respiration artificielle interrompue pour la deuxième fois. Au bout d'une minute la rate se rétracte en se traînant sur les intestins, et durcit au moment où diminuent les battements du cœur. La rate est noirâtre, le sang a perdu sa couleur rosée.

Grand diamètre = 143 millimètres.
Petit — = 62 —

La respiration artificielle est recommencée, le sang reprend sa couleur et la rate se gonfle de nouveau.

Dans cette expérience il ne paraît pas que l'injection sous-cutanée de sulfate de quinine ait déterminé *au bout d'une heure* la contraction de la rate, ni modifié ses propriétés de contraction et de gonflement à la suite de la cessation ou du rétablissement de la respiration artificielle.

Le chlorhydrate de quinine étant plus soluble que le sulfate de quinine, il se pourrait que son absorption fût plus rapide et son action sur la rate plus manifeste. Dans l'expérience suivante on a administré le chlorydrate de quinine à la dose de 1 gr. 50, afin de vérifier cette hypothèse.

EXPÉRIENCE XL. — 16 juillet 1873. Chien vigoureux de moyenne taille.

3 heures 30 minutes. Trachéotomie. Curarisation. Respiration artificielle.

3 heures 50 minutes. Ouverture de l'abdomen ; la rate se contracte au contact de l'air.

Grand diamètre = 250 millimètres.
Petit — = 60 —

4 heures 10 minutes. On injecte dans le tissu cellulaire sous-cutané de chaque région axillaire, avec une seringue à trocart capillaire, 1 *gramme* 50 *de chlorhydrate de quinine* en solution dans une quantité suffisante d'eau.

La surface de la rate est finement grenue depuis son exposition à l'air.

4 heures 30 minutes.

Grand diamètre = 260 millimètres.

Petit — = 70 —

4 heures 35. La rate est chagrinée à la surface, et paraît avoir diminué de volume; elle a pris une coloration rosée.

Grand diamètre = 240 millimètres.

Petit — = 60 —

4 heures 50 minutes. Pouls 122.— La rate est granulée à la surface.

Grand diamètre = 230 millimètres.

Petit — = 60 —

5 heures 15 minutes. La rate est toujours contractée, granulée à la surface, d'une coloration violacée. Elle n'est pas devenue dure, cependant sa consistance a augmenté.

Grand diamètre = 235 millimètres.

Petit — = 60 —

5 heures 25 minutes. Electrisation du nerf splénique, la rate se rétracte, se chagrine et devient dure presque immédiatement.

Grand diamètre = 210 millimètres.

Petit — = 55 —

Après chaque mesure, la rate est remise en place et recouverte par l'épiploon.

5 heures 35 minutes. La rate a repris en partie son aspect et sa consistance normales.

Grand diamètre = 225 millimètres.

Petit — = 60 —

5 heures 40 minutes. Respiration artificielle suspendue, la rate se rétracte, se chagrine.

Les urines contiennent des traces de quinine.

Cette expérience tend à démontrer que le chlorhydrate de quinine, absorbé par l'économie, a sur la rate une action réelle, mais peu considérable.

Les expériences relatées jusqu'à présent, sont très-loin de s'accorder avec l'opinion des auteurs qui attribuent à la quinine la propriété d'agir énergiquement et avec une grande rapidité sur la rate ; elles semblent au contraire prouver que cette action est peu intense, progressive quand elle existe, et qu'elle ne se manifeste qu'après l'absorption de la quinine.

2° *Action de la strychnine.*

Dès le début de ce travail il a été dit que Magendie a constaté l'action de la strychnine sur la rate.

Defermon (1), ayant administré de la strychnine à un chien, constata que ce poison détermine des contractions énergiques de la rate avec diminution de 3 à 6 centimètres dans son plus grand diamètre.

Voici un extrait de la *Gazette médicale* qui rapporte une des premières expériences sur ce point :

« Sur l'invitation de M. Rayer (2), M. Cl. Bernard s'est » procuré deux chiens, et il a fait, avec l'aide de plusieurs » membres de la Société, les expériences suivantes : Un des » chiens a été empoisonné par la strychnine, après qu'on » eût mis la rate à nu, sans léser son pédicule vasculaire. » On mesura les diverses dimensions de l'organe, et lorsque » l'animal, pris de convulsions tétaniques, fut près de » mourir, on mesura de nouveau sa rate ; on ne trouva » qu'une très-légère diminution de volume, qui pouvait, » d'ailleurs, tenir à une diminution dans la quantité de sang » circulant dans l'organe ; mais il parut évident à plusieurs » des assistants, que la surface de la rate avait changé » d'aspect, et de lisse était devenue chagrinée, et que ses » bords avaient changé de forme.

« Cette expérience, comme on voit, n'a pas donné de » résultats très-tranchés ; cependant, il ne faudrait pas en » conclure que la rate est peu ou n'est pas contractée sous » l'influence de la strychnine ; en effet, la rate employée » dans cette épreuve a présenté des altérations patholo- » giques. »

(1) Defermon, *Bulletin des sciences médicales* de Férussac 1824, p. 114.

(2) *Société de biologie; octobre* 1849. — *Expériences sur la contractilité de la rate, exécutées par plusieurs membres de la Société, sur l'invitation de* M. Rayer (*président*).

Stinstra (1) a fait deux expériences avec la strychnine dans le but d'étudier son action sur la rate. Il a procédé comme pour le sulfate de quinine, c'est-à-dire, qu'il a injecté la strychnine dans une veine. La veine était dans ce cas la liénale inférieure. A la suite de ces injections, il a constaté les phénomènes de rétraction, de durcissement de la rate, et il a constaté également qu'au bout d'une heure et demie après l'expérience, la rate était dure.

On a rapporté plus haut quelques lignes dans lesquelles M. Cl. Bernard se demande s'il faut attribuer la contraction de la rate, dans les cas de strychnisme, à une action de la strychnine sur le grand sympathique.

Les expériences nombreuses dans lesquelles la rate s'est contractée fortement, à la suite d'excitations mécaniques et électriques de la partie supérieure de la moelle épinière, et particulièrement du bulbe rachidien, conduisent à une autre hypothèse. On est, en effet, amené à présumer que la contraction de la rate, dans les cas de strychnisme, est due à une convulsion de cet organe provoquée de la même façon que les convulsions des muscles de la vie animale, par les irritations qui mettent en jeu l'excitabilité exaltée de l'axe bulbo-spinal.

L'étude du mécanisme de la contraction de la rate dans les cas de strychnisme fournit, comme on va le voir, des preuves convaincantes à l'appui de cette présomption.

Expérience XLI. — 17 mars 1872.

Sur un chien éthérisé, la rate est mise à découvert. On constate qu'elle devient chagrinée et qu'elle diminue de volume avant que l'on puisse prendre ses dimensions.

Il est 1 heure 55 minutes.

A 2 heures, l'animal se réveille du sommeil provoqué par l'éther, il fait des mouvements violents. La rate se contracte manifestement, puis semble revenir à son volume normal. Nouvelle éthérisation.

A 2 heures 7 minutes, la rate mesure :

(1) Stinstra (*loco citato*).

Grand diamètre = 200 millimètres.
Petit — = 70 —

2 heures 15 minutes. L'animal se réveille et fait des efforts de vomissement, la rate se rétracte.

Grand diamètre = 175 millimètres.
Petit — = 60 —

Elle revient à son aspect normal après la cessation des efforts de vomissement.

2 heures 20 minutes. Mêmes efforts, suivis de vomissements. Rétraction rapide de la rate, qui est dure comme du bois.

Grand diamètre = 160 millimètres.

La rétraction cesse avec les efforts de vomissement avant qu'on ait le temps de mesurer le petit diamètre de la rate.

A trois reprises on constate encore la rétraction de la rate au moment des efforts de vomissement.

A 2 heures 50 minutes, injection sous-cutanée de strychnine (avec une solution non dosée). L'animal est calme. La rate est polie à sa surface et de couleur rouge brun.

Grand diamètre = 183 millimètres.

A 3 heures cette dimension n'a pas varié. Nouvelle injection de strychnine.

A 3 heures 25 minutes, injection de strychnine (même solution non dosée) dans la veine fémorale droite. La rate n'a pas éprouvé de modifications.

A 3 heures 30 minutes, convulsions violentes, raideur tétanique des membres. La rate se rétracte énergiquement, elle est dure, couleur chamois.

Grand diamètre = 160 millimètres.

L'animal meurt.

Cette expérience est des plus intéressantes. Elle montre d'abord, comme l'expérience XXI, que la rate se rétracte au moment du vomissement. De plus, elle prouve que la rate se contracte au moment où éclatent les convulsions tétaniques générales du corps. Cependant on pourrait ici conserver quelques doutes sur la question de savoir si c'est sous l'influence des sortes de décharges nerveuses émanées de l'axe bulbo-spinal, que la contraction de la rate s'est produite. En effet, la mort a lieu dès la première attaque de strychnisme. La contraction de la rate survenant à ce moment pourrait être attribuée, si l'on n'avait pas d'autres preuves, aux troubles terminaux de la circulation, à la mort elle-même. Mais l'expérience suivante va nous fournir les preuves nécessaires pour établir nettement l'influence du strychnisme sur la musculature de la rate.

Expérience XLII. — 27 mars 1873. — Chien vigoureux, de moyenne taille.

10 heures 10 minutes. Ethérisation.

10 heures 15 minutes. La rate est mise à découvert; elle est rose. Au contact de l'air, elle se ratatine sur les bords.

Grand diamètre = 180 millimètres.

De 10 heures 40 minutes à 10 heures 52 minutes, injection à diverses reprises, dans le tissu cellulaire sous-cutané des aisselles, d'une solution de strychnine non dosée.

10 heures 54 minutes. Raideur tétanique avec secousses convulsives et aussitôt rétraction rapide de la rate qui reste rose.

Grand diamètre = 160 millimètres.

10 heures 55 minutes. Nouvelles secousses, puis raideur tétanique des membres.

La rate est restée contractée et dure.

A 11 heures, la rate a changé de couleur; elle est pâle.

Grand diamètre = 150 millimètres.

1 heure 30 minutes de l'après-midi. L'animal n'a plus que de faibles secousses convulsives passagères. La largeur de la rate mesure 183 millimètres. Cette rate est rouge bleuâtre, molle, lisse à la surface, ses bords sont arrondis.

Par cette expérience et par l'expérience XLIII, l'action énergique de la strychnine sur la contraction de la rate me semble établie d'une manière irréfutable. On voit en effet, pendant les accès tétaniques, la rate se ratatiner, pour revenir à son état normal quand ces accès sont passés.

Mais ces expériences ne décident pas si l'action de la strychnine porte directement sur la rate, ou bien si cet agent toxique agit sur la rate par l'intermédiaire de la moelle et du bulbe.

L'expérience XLIII démontre que l'action de la strychnine sur la rate est indirecte et due à l'excitation de l'axe bulbo-médullaire. En effet les nerfs grands splanchniques étant coupés, c'est-à-dire la communication de la rate avec l'axe nerveux rachidien étant interrompue, la rate ne se rétracte pas au moment des convulsions tétaniques produites par la strychnine, tandis qu'avant cette section elle se contractait fortement. Cette expérience prouve aussi que la strychnine n'agit pas sur la rate en excitant directement le grand sympathique, car les grands splanchniques étant coupés, le bout périphérique de ces nerfs, les ganglions semi-lunaires, le plexus splénique n'en sont pas moins empoisonnés par la strychnine, et cependant la rate ne se rétracte pas au moment des convulsions et de la raideur tétaniques. J'ai mentionné précédemment que la rate ne s'est pas contractée au moment de la mort après la section des nerfs grands splanchniques.

Expérience XLIII. — 23 juillet 1873. — Chien vigoureux, de moyenne taille, éthérisé.

A 3 heures 45 minutes, ouverture de l'abdomen. La rate, découverte et observée avant d'avoir été touchée, paraît dure ; ses bords sont minces, presque tranchants, elle est lisse, couleur rouge pâle.

Grand diamètre = 165 millimètres.

Petit — = 58 —

A 3 heures 52 minutes, injection, dans l'aisselle droite, de *un demi-milligramme* de chlorhydrate de strychnine.

Grand diamètre = 180 millimètres.

A 4 heures 5 minutes, deuxième injection de *un demi-milligramme* de chlorhydrate de strychnine.

A 4 heures 15 minutes, on découvre la rate. Elle paraît ratatinée ; elle est chagrinée et prend une teinte jaunâtre. L'animal a de légères secousses convulsives.

A 4 heures 17 minutes, troisième injection de *un demi-milligramme* de chlorhydrate de strychnine.

A 4 heures 35 minutes, la rate, découverte, est chagrinée à sa surface. On provoque facilement des secousses convulsives de l'animal, et à chaque secousse on voit la rate pâlir, puis reprendre presque aussitôt sa couleur.

A 4 heures 40 minutes, quatrième injection de *un demi-milligramme* de chlorhydrate de strychnine (en tout deux milligrammes de sel de strychnine).

A 4 heures 45 minutes, violente convulsion avec raideur tétanique. La rate se rétracte fortement, revient sur elle-même, durcit et devient jaunâtre, couleur feuille morte; ses bords sont minces, tranchants.

Grand diamètre = 131 millimètres.
Petit — = 55 —

Le grand diamètre a diminué de plus de 5 centimètres.

A 4 heures 55 minutes, section des deux nerfs grands splanchniques.

A 5 heures 5 minutes, cinquième injection de *un demi-milligramme* de chlorhydrate de strychnine. La rate est rouge-foncé, bleuâtre, gonflée, lisse; ses bords sont arrondis. Elle se fronce au contact de l'air.

Grand diamètre = 212 millimètres.
Petit — = 82 —

A 5 heures 20 minutes, *sixième* injection de *un demi-milligramme* de chlorhydrate de strychnine.

A 5 heures 30 minutes, convulsion tétanique violente. La rate n'éprouve pas de modification.

Cependant alors que l'accès tétanique est près de finir, elle devient un peu rugueuse à la surface.

Quand l'accès est passé, on irrite modérément avec les doigts la surface de la rate, que l'on voit presque aussitôt devenir chagrinée. Immédiatement on mesure la rate :

Grand diamètre = 205 millimètres.
Petit — = 78 —

A 5 heures 40 minutes, convulsion tétanique très-violente.

Mort.

Pas de modification appréciable de la rate.

Grand diamètre = 203 millimètres.

A 6 heures, électrisation du nerf splénique.

La rate se rétracte fortement et rapidement ; elle se chagrine à la surface, devient pâle, couleur feuille morte et dure.

Grand diamètre = 130 millimètres.
Petit — = 50 —

Le grand diamètre de la rate a varié de plus de 8 centimètres dans cette expérience.

En résumé, les expériences relatives à l'action de la strychnine sur la rate me semblent démontrer que cet agent toxique n'agit pas *directement* sur la rate ou sur le grand sympathique ; qu'il fait contracter la rate en exaltant les propriétés excito-motrices de la moelle épinière et particulièrement du bulbe rachidien ; que l'excitation du bulbe et de la moelle est transmise à la rate par les grands splanchniques et le plexus liénique ; enfin que la contraction de la rate se produit peu d'instants après l'apparition des convulsions spasmodiques des muscles de la vie de relation, quelquefois assez rapidement, mais toujours d'une manière progressive, comme dans les muscles de la vie organique.

Il est bon de noter en passant, bien qu'il ne touche pas directement à ce sujet, un fait intéressant, à savoir : la congestion de la rate consécutive à la section des nerfs grands splanchniques dans l'expérience XLIII, et à la section de la moelle cervicale dans l'expérience XVIII. Ce fait a été signalé par M. Isachkowitz (1) à la suite de la section du plexus liénique.

Dans le même travail où il le rapporte, cet auteur dit s'être assuré « que les contractions du tissu de la rate qui « ont lieu sous une influence électrique, ne se font que « dans le sens de la longueur et jamais en largeur ni en « épaisseur. »

Les nombreuses mensurations de la rate que j'ai faites et dont un certain nombre seulement sont rapportées dans ce

(1) *Gazette médicale*, 1858, p. 459. (*Recherches de pathologie expérimentale sur la rate, par* Ed. Isachkowitz.)

travail, prouvent que la rate se contracte en longueur et en largeur. Je n'ai pas mesuré l'épaisseur de la rate contractée et congestionnée, mais j'ai constaté de la manière la plus nette dans beaucoup d'expériences, (I, II, IX, XII, XIX, XXI), et notamment dans l'expérience XIII, un *aplatissement extrême* de la rate dont les bords sont devenus *minces et comme tranchants.*

L'opinion émise sur ce point par M. Isachkonitz est donc erronée.

3° *Action de l'Eucalyptus.*

M. Mosler a récemment institué des expériences dans le but de déterminer l'action d'un succédané du quinquina, l'eucalyptus globulus. Cet auteur (1) « met la rate à découvert sur des chiens, l'attire au dehors et la mesure, puis, « l'organe replacé dans la cavité péritonéale et les sutures « faites, il injecte sous la peau quelques grammes de tein- « ture d'eucalyptus. Environ deux heures plus tard, la « rate est de nouveau mise à nu et on constate une réduc- « tion d'environ 1 centimètre sur tous les diamètres. »

L'expérience suivante reproduit les résultats obtenus par M. Mosler. Pendant une heure un chien a été sous l'influence de 4, puis 6 centimètres cubes d'*eucalyptol*, ou essence rectifiée d'eucalyptus, que je dois à l'obligeance de M. le docteur Klin. Au bout de ce temps le grand diamètre de la rate a diminué de *un* centimètre. Faut-il conclure à une action spéciale de l'eucalyptol sur la rate? Une telle conclusion me semble hasardée.

Expérience XLIV. — 1 avril 1873. Jeune chien mâtiné de moyenne taille.

4 heures. Curarisation.

4 heures 15 minutes. Respiration artificielle.

(1) *Tribune médicale*, 15 septembre 1872, p. 556.

4 heures 25 minutes. L'animal ayant des mouvements spontanés, on lui injecte une petite quantité de curare.

4 heures 35 minutes. La rate est mise à découvert. Elle est de couleur rosée ; ses bords sont arrondis.

Grand diamètre = 200 millimètres.

La rate est rentrée dans l'abdomen.

4 heures 50 minutes. Injection de 4 *centimètres cubes* d'Eucalyptol dans le tissu cellulaire des aisselles et du thorax. Pouls petit, fréquent.

5 heures. La rate est découverte. Avant qu'on ait pu en prendre la mesure, on la voit se rétracter manifestement et se chagriner. Elle est remise en place.

5 heures 10 minutes. La rate est découverte. Avant qu'on puisse la mesurer, elle se rétracte, se ratatine.

Grand diamètre = 190 millimètres.

On laisse la rate à découvert.

5 heures 15 minutes.

Grand diamètre = 190 millimètres.

Le contact d'un linge humide produit des taches blanchâtres sur la rate, dans les parties correspondantes. Le reste de l'organe ne change pas de coloration.

5 heures 25 minutes.

Petit diamètre = 54 millimètres.

5 heures 30 minutes. L'animal ayant quelques convulsions, on lui fait une nouvelle injection de curare.

5 heures 35 minutes. Deuxième injection hypodermique d'eucalyptol : 6 *centimètres cubes*. — Pouls toujours petit et surtout fréquent.

5 heures 40 minutes. La rate présente toujours le même aspect.

L'air expiré par l'appareil à respiration artificielle sent l'eucalyptol absolument comme si on respirait le flacon qui le renferme.

A une distance de 50 *à* 60 *centimètres,* le courant d'air expiré par l'orifice de l'appareil voisin de la plaie apporte encore l'odeur d'eucalyptol.

5 heures 45 minutes.

Petit diamètre = 52 millimètres.

La rate présente toujours le même aspect foncé. Elle s'affaisse immédiatement au contact de l'air, et reprend son volume dès qu'on la remet en place. Le phénomène se produit si rapidement, qu'on n'a pas le temps de prendre la mesure du grand diamètre. On la laisse au contact de l'air.

5 heures 50 minutes.

Grand diamètre — 174 millimètres.

La rate est un peu moins rose qu'au début de l'expérience. Elle est remise en place et recouverte.

5 heures 55 minutes. La rate est découverte et mesurée immédiatement :

Grand diamètre = 190 millimètres.

Petit — = 52 —

L'air expiré sent toujours l'eucalyptol.

Le pouls est fréquent.

6 heures. Cessation de la respiration artificielle. La circulation diminue; le pouls a diminué de fréquence Quelques mouvements respiratoires spontanés.

Rétraction rapide de la rate qui devient chagrinée, dure, tranchante sur les bords, couleur chamois.

Grand diamètre = 149 millimètres.

Petit — = 40 —

6 heures 10 minutes. L'animal a encore quelques mouvements respiratoires spontanés.

6 heures 20 minutes. Section du nœud vital.

Les intestins sentent fortement l'eucalyptol.

La rate mesure :

Grand diamètre = 160 millimètres.

Petit — = 40 —

2 avril 1873. A une heure de l'après-midi, rate mesurée en place sur l'animal mort.

Grand diamètre = 158 millimètres.

Petit — = 38 —

Elle est molle, lisse, rouge rosé, avec quelques marbrures bleuâtres sans induration ni dépression à leur niveau.

Un point intéressant est à noter dans cette expérience. Un quart d'heure après la seconde injection d'eucalyptol (6 centimètres cubes), le grand diamètre de la rate a diminué de 2 centimètres, rapidement comme on l'a noté dans d'autres expériences, mais, au lieu de cesser presque aussitôt, la diminution de diamètre a été plus durable, et c'est au bout de cinq minutes seulement qu'il est revenu à sa longueur première. S'il était permis de conclure d'après une seule expérience, on serait conduit à attribuer à l'eucalyptol une propriété semblable à celle de la strychnine, mais beaucoup moins énergique, celle d'augmenter le pouvoir excito-moteur de l'axe bulbo-médullaire et de produire ainsi la contraction passagère et peu considérable de la rate.

Addition aux recherches expérimentales relatives à l'action physiologique de la strychnine sur la rate.

Depuis que cette thèse a été soutenue (août 1873), j'ai fait de nouvelles expériences dans le but d'étudier quelques points concernant l'action physiologique de la strychnine sur la rate. Ces expériences ont été publiées dans les *Archives de Physiologie normale et pathologique*, cinquième année, 1873, n° 6, et je rapporte ici la partie de cette publication qui les concerne.

Un autre point concernant le mécanisme de la contraction de la rate, à la suite de la strychnisation, reste encore à étudier expérimentalement. Il s'agit de déterminer quelle est la partie de l'axe bulbo-spinal, dont l'excitation détermine particulièrement la contraction de la rate, ou si la moelle épinière et le bulbe rachidien concourent dans les mêmes proportions à la production du phénomène. Pour savoir à quoi s'en tenir sur ces questions, il faut, sur un animal curarisé et strychnisé, après section de la moelle, exciter quelque partie sensible, par exemple, électriser le nerf sciatique et voir ce qui se passera du côté de la rate.

Sur les conseils de M. Vulpian, et sous ses yeux, j'ai fait tout récemment, dans le laboratoire de pathologie expérimentale de la Faculté de médecine, les deux expériences suivantes qui ne font pas partie de ma thèse inaugurale, et me paraissent élucider ces deux points.

Expérience XVIII. — 16 octobre 1873. — Chien terrier mâtiné de forte moyenne taille, trachéotomisé.

Midi 45 minutes. — Première injection de curare.

1 heure 10 minutes. — Deuxième injection de curare, la première étant insuffisante.

Respiration artificielle. Ouverture du rachis et mise à nu de la moelle épinière au niveau de la deuxième vertèbre cervicale.

1 heure 50 minutes. — Ouverture de l'abdomen par incision de la paroi abdominale gauche au niveau de l'ombilic. A chaque section d'une artériole, le sang rutilant s'écoule par jet saccadé.

La rate est rouge, violacée, lisse, gonflée, molle, un peu élastique; ses bords sont arrondis.

Grand diamètre = 226 millimètres.
Petit — = 57 —

Au contact de l'air, la surface de la rate prend un aspect finement chagriné, comme sablé, et paraît diminuer de volume.

Petit diamètre = 54 millimètres.

2 heures. — Injection dans le tissu cellulaire sous-cutané, au pli de l'aine, de *deux milligrammes de chlorhydrate de strychnine.*

Au bout de 7 à 8 minutes, on observe des *convulsions spasmodiques* peu intenses des quatre membres de l'animal. On voit alors, presque en même temps, la rate devenir progressivement brunâtre, chagrinée, dure et diminuer de volume.

Petit diamètre = 46 millimètres.

On injecte une nouvelle dose de curare, l'animal ayant des mouvements généraux convulsifs. Au bout de quelques minutes, ces mouvements ont cessé. La rate n'a pas éprouvé de modification.

On frappe du poing sur les pattes postérieures de l'animal qui est couché sur le côté droit. Presque aussitôt on voit la rate pâlir, devenir rouge blanchâtre, mince et plus dure.

Grand diamètre = 154 millimètres.
Petit — = 42 —

Quelques instants plus tard, on frappe de même les deux pattes postérieures. On voit presque aussitôt, au bout de quelques secondes à peine, augmenter manifestement tous les caractères de rétraction, de ratatinement de la rate.

Petit diamètre = 40 millimètres.

Une demi-heure plus tard, la rate est restée ratatinée, dure comme du bois.

M. Carville coupe transversalement la moelle épinière vers le milieu de l'ouverture du rachis. Un quart d'heure environ après cette opération, la rate est *manifestement* beaucoup moins dure, plus épaisse sur les bords, et la couleur rouge-blanchâtre est remplacée par une couleur rouge plus foncée.

La circulation est affaiblie.

On met à nu le nerf sciatique du côté gauche, sans le couper ; on passe au-dessous une baguette de verre, puis on recouvre baguette et nerf avec la peau pour laisser reposer le nerf de l'excitation que l'opération a pu occasionner.

Au bout d'une dizaine de minutes, on galvanise le nerf sciatique, sur la baguette de verre, avec l'appareil de Siemens et Halske mis en rapport avec une pile de Grenet, et en employant le maximum du courant, on ne constate pas de modification appréciable de la rate.

On galvanise ensuite le bout inférieur de la moelle épinière sectionnée à la région cervicale. La rate se rétracte fortement, mais assez lentement.

Les deux nerfs grands splanchniques sont sectionnés à leur entrée dans la cavité abdominale. Un quart d'heure environ après cette double section, la rate, qui s'était ratatinée à la suite de l'électrisation de la moelle, est devenue lisse, rose, molle et flasque ; mais ses dimensions n'ont pas augmenté.

La circulation est toujours affaiblie.

On électrise, avec le même courant, la surface de la rate, qui durcit et se chagrine dans la partie irritée.

On galvanise ensuite le bout périphérique du nerf grand splanchnique gauche. La rate durcit et se ratatine dans toute son étendue ; mais elle reste pâle.

La respiration artificielle est interrompue.

Les battements du cœur vont s'affaiblissant et cessent au bout de huit ou dix minutes. La rate ne change pas de couleur ; elle ne semble pas changer de volume. Elle est flasque, lisse à la surface et pâle.

Vingt minutes après la cessation des battements du cœur, la rate est dans le même état.

Expérience XIX. — 15 octobre 1873. — Chien terrier de petite taille, trachéotomisé.

Midi 37 minutes. — Curarisation.

Ouverture du rachis au niveau de la deuxième vertèbre cervicale.

1 heure. — Injection sous-cutanée de *deux milligrammes* de chlorhydrate de strychnine.

Ouverture de l'abdomen par incision de la paroi abdominale gauche au niveau de l'ombilic.

Au moment où la rate est découverte, on la voit se chagriner finement et diminuer de volume. Elle conserve sa couleur rouge brun et sa consistance demi-molle.

Quelques instants plus tard, et progressivement, l'aspect chagriné de la rate augmente ; cet organe pâlit, durcit, se ratatine et devient mince.

Au bout d'une demi-heure environ, la rate est encore fortement chagrinée, dure, etc.

M. Carville coupe transversalement la moelle épinière, au niveau de la partie moyenne de la deuxième vertèbre cervicale. On n'observe pas, à ce moment, de modification de la rate, qui demeure dure, ratatinée, pâle et légèrement jaunâtre.

Dix à quinze minutes après la section de la moelle, la rate semble avoir augmenté un peu de volume. Elle est devenue molle et a perdu son aspect rugueux; sa couleur n'a pas changé.

On coupe les deux nerfs grands splanchniques.

Un quart d'heure après cette section, la rate est devenue lisse, tout à fait flasque; elle est pâle, sa teinte jaunâtre a disparu.

La respiration artificielle est interrompue. L'animal meurt, et, au moment de la mort, on n'observe aucune modification de la rate.

De ces deux expériences XVIII et XIX, il ressort manifestement que, dans les cas de strychnisme, alors que les muscles volontaires sont paralysés par le curare : 1° L'excitation d'une partie sensible (membre postérieur, nerf sciatique) provoque la contraction de la rate comme elle provoque les contractions spasmodiques des muscles de la vie animale, en l'absence de toute curarisation. — 2° La même excitation, quand la moelle est coupée, ne paraît pas causer la rétraction de la rate. — 3° La moelle semble cependant avoir un certain degré d'action propre sur la rate, puisque la rate paraît demeurer contractée, dans une certaine proportion, après la section de la moelle, tandis qu'elle devient flasque après la section des nerfs grands splanchniques.

En résumé, la strychnine agit sur la rate d'une manière énergique et en détermine la contraction complète. Cette rétraction se produit quelques secondes seulement après l'apparition des contractions spasmodiques des muscles volontaires; elle a lieu sans secousse, progressivement, si rapide qu'elle puisse être; quand les accès de strychnisme sont séparés par un intervalle de temps assez long, la rate revient vers son état normal pour se rétracter de nouveau lorsqu'un autre accès se produit. L'excitation d'une partie sensible provoque la contraction maximum de la rate, par action réflexe, dans les cas de strychnisme, alors même que les muscles volontaires sont paralysés, par exemple avec le curare. La contraction de la rate ne se produit pas quand les nerfs grands splanchniques sont coupés et que la moelle n'est plus en communication avec le centre bulbo-spinal; cette contraction est peu intense quand la moelle est séparée d'avec le bulbe. D'où l'on est conduit à admettre que l'action de la strychnine sur la rate n'est pas due à une excitation directe soit des filets nerveux du grand sympathique qui se rendent à cet organe, soit même des ganglions d'où émanent ces filets; qu'elle s'exerce, au contraire, par une excitation réflexe des nerfs splanchniques produite par l'intermédiaire de l'axe bulbo-spinal, et plus spécialement du bulbe rachidien et de la partie supérieure de la région cervicale de la moelle épinière; et enfin que le mécanisme de cette action ne diffère en rien de celui des convulsions spasmodiques qui se montrent dans les muscles de la vie animale chez les animaux empoisonnés par cet agent toxique.

CONCLUSIONS

Les conclusions suivantes me semblent découler des recherches expérimentales consignées dans ce travail.

1. — La rate est un organe essentiellement contractile et dont la contractilité est mise en jeu dans des conditions diverses et à des degrés variables;

2. — Les excitations directes de la rate — action de l'air, froissement, grattage, galvanisation, — en déterminent la contraction ;

3. — La rate se contracte énergiquement sous l'influence de l'excitation des nerfs qui la relient au système nerveux central, c'est-à-dire des nerfs spléniques et grands splanchniques.

4. — La rate se contracte à la suite d'excitations mécaniques et électriques de la moelle et particulièrement du bulbe rachidien ;

5. — La rate se contracte par action réflexe sous l'influence d'excitations portées sur différentes parties sensibles; par exemple sous l'influence de l'excitation de la paroi abdominale, du nerf médian, du nerf sciatique, du nerf pneumogastrique ;

6. — La rate se contracte énergiquement, se ratatine et durcit par action réflexe lors de la pneumatose stomacale, des nausées, du vomissement; sous l'influence de l'éthérisation, d'injection dans l'estomac de liquides acides; comme par exemple une solution de sulfate de quinine, d'acide acétique, etc. ;

7. — Les parties des centres nerveux qui président à la contraction de la rate sont la moelle épinière et particulièrement le bulbe rachidien. Les expériences conduisent à admettre, dans le bulbe rachidien, l'existence d'un *centre splénique principal* ;

8. — La rate se contracte fortement au moment de la mort, au moment de la syncope, très probablement par suite d'excitation des centres bulbo-médullaire et surtout du *centre splénique principal* ;

9. — La rate ne se contracte pas ou se contracte peu à la suite de la section des nerfs grands splanchniques ou de la section de la moelle épinière.

10. — La quinine ingérée dans l'estomac ne provoque pas au bout de quarante secondes, ou plusieurs minutes, la contraction rapide et énergique de la rate ;

11. — La quinine (chlorhydrate de quinine) introduite dans la circulation générale, semble déterminer au bout de plusieurs minutes la contraction lente de la rate ;

12. — La strychnine provoque la contraction énergique, progressive, le durcissement de la rate, en même temps qu'elle provoque les convulsions spasmodiques des muscles de la vie animale.

13. — La contraction de la rate au moment des convulsions qui résultent de l'empoisonnement par la strychnine ne se produisent pas, ou se produisent peu, après la section des nerfs grands splanchniques ou après la section de la moelle épinière.

14. — Le mécanisme de la contraction de la rate, dans les cas de strychnisme, consiste dans une excitation réflexe de la moelle et du *centre splénique* principal, excitation transmise à la rate par les nerfs grands splanchniques et le plexus splénique ;

15. — D'après une expérience seulement, *l'eucalyptol* provoquerait la contraction faible de la rate, peut-être par un mécanisme semblable à celui de la contraction de la rate dans le cas de strychnisme.

FIN.

TABLE DES MATIÈRES

Introduction 5
Chapitre I. — Notions sommaires sur l'anatomie et la physiologie de la rate 14
Anatomie 14
Physiologie. La rate en se contractant peut rendre environ 160 centimètres cubes de sang 20
Chapitre II. — Recherches expérimentales relatives à l'action de divers modes d'excitation sur la contraction de la rate. 23
A. Excitations directes 24
1° Action de l'air. — Dessèchement 24
2° Excitants mécaniques. — Froissement, grattage 27
3° Excitation galvanique 31
B. Excitations portées sur différentes parties du système nerveux 33
1° Excitation des nerfs spléniques 34
2° Excitation des nerfs splanchniques 36
3° Excitation du sympathique thoracique 41
4° Excitation de la moelle épinière et du bulbe rachidien. 43
5° Excitation de l'encéphale 47
6° Excitation du nerf pneumogastrique. Contraction de la rate par excitation réflexe 49
7° Excitation du nerf sciatique et du nerf médian 59
8° Action de l'eau froide 62
9° Contraction de la rate au moment de la syncope, de la mort. Elle ne se produit pas au même degré après la section de la moelle épinière 65
Chapitre III. — Historique des recherches expérimentales relatives à l'action physiologique de la quinine sur la rate.... 76
Chapitre IV. — Recherches expérimentales relatives à l'action de la quinine et de quelques autres substances sur la rate. 82
1° Action de la quinine et de l'acide acétique. Contraction de la rate pendant le vomissement 82
2° Action de la strychnine 93
3° Action de l'eucalyptus globulus 100
Addition aux recherches expérimentales relatives à l'action physiologique de la strychnine sur la rate.... 104

MEAUX. — IMPRIMERIE A. COCHET.

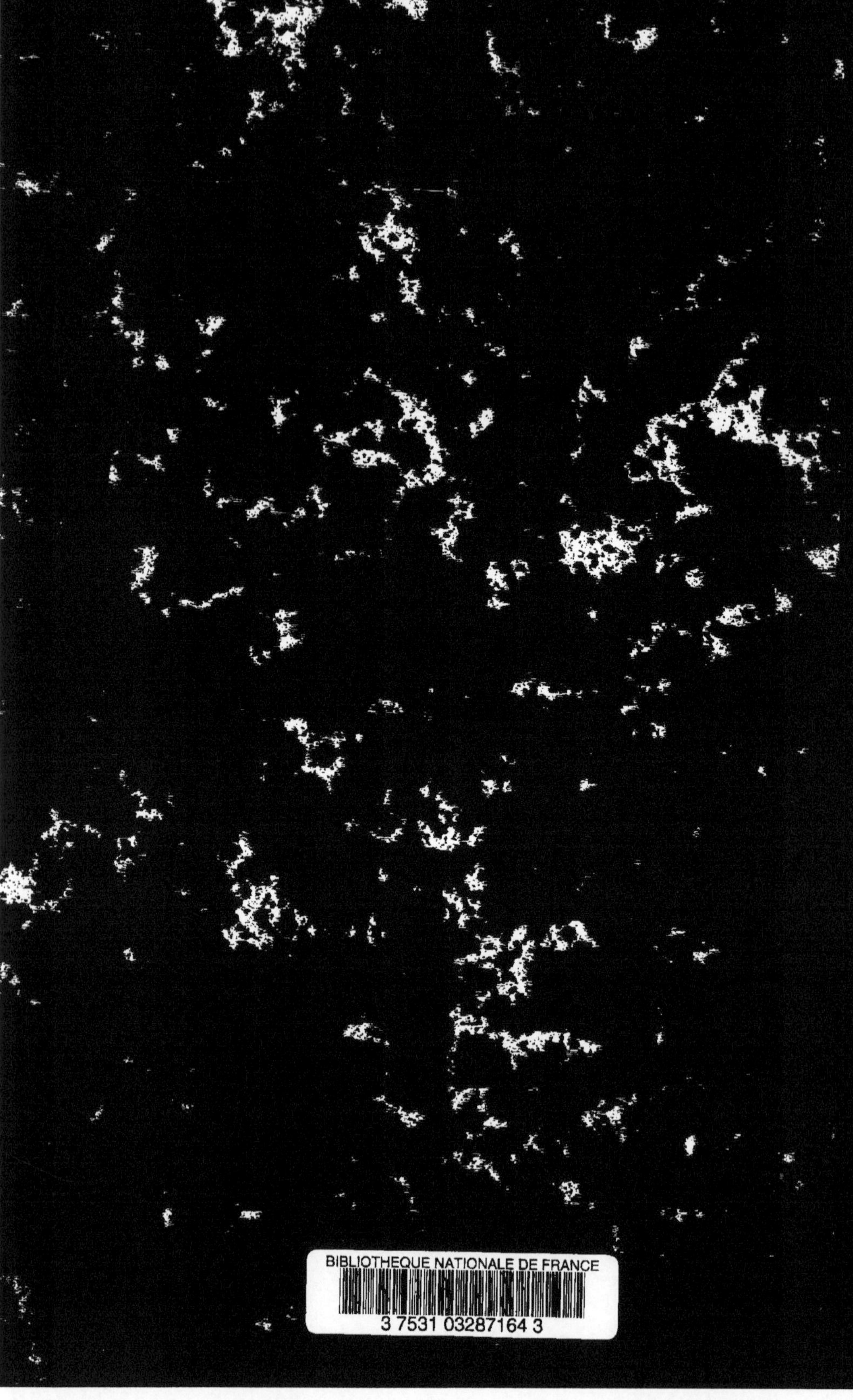